# かわいいからだの救急箱

寺門琢己

幻冬舎文庫

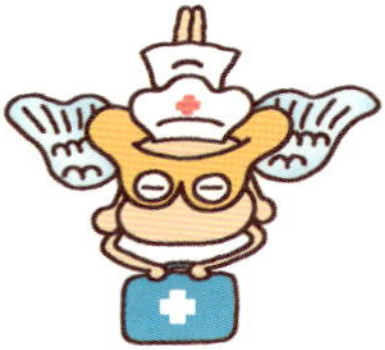

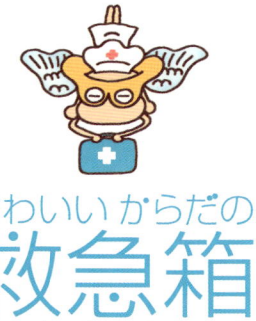

かわいいからだの

# 救急箱

kawaii karada no kyukyubako

kawaii karada no kyukyubako

CONTENTS

もくじ

Takumi Terakado

Kazue Fujiwara

# 救急箱はどこにある?

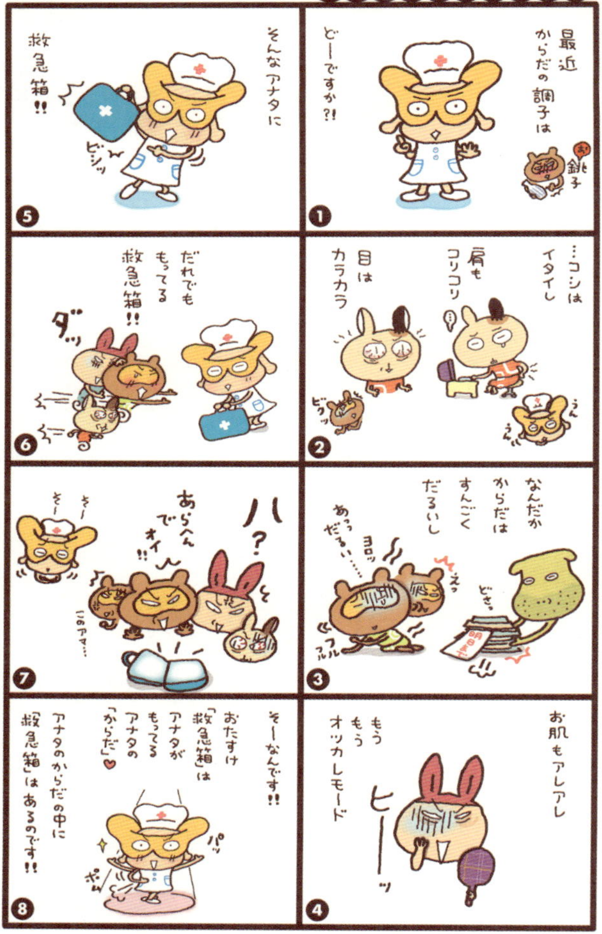
最近
からだの調子は
どーですか?!
あ!
銚子
…コシは
イタイし
肩も
コリコリ
目は
カラカラ
ビクッ
うん
うん
なんだか
からだは
すんごく
だるいし
あっっ
だるい……
ヨロッ
えっ
どさっ
明日まで
フルフル
お肌も
アレアレ
もう
もう
オツカレモード
ヒーーッ
そんなアナタに
救急箱!!
ビシッ
だれでも
もってる
救急箱!!
ダッッ
ハ?
あらへんで
オイ!!
さー
さー
このアマ…
そーなんです!!
おたすけ
「救急箱」は
アナタが
もってる
アナタの
「からだ」♥
アナタのからだの中に
「救急箱」はあるのです!!
パッ
ポム

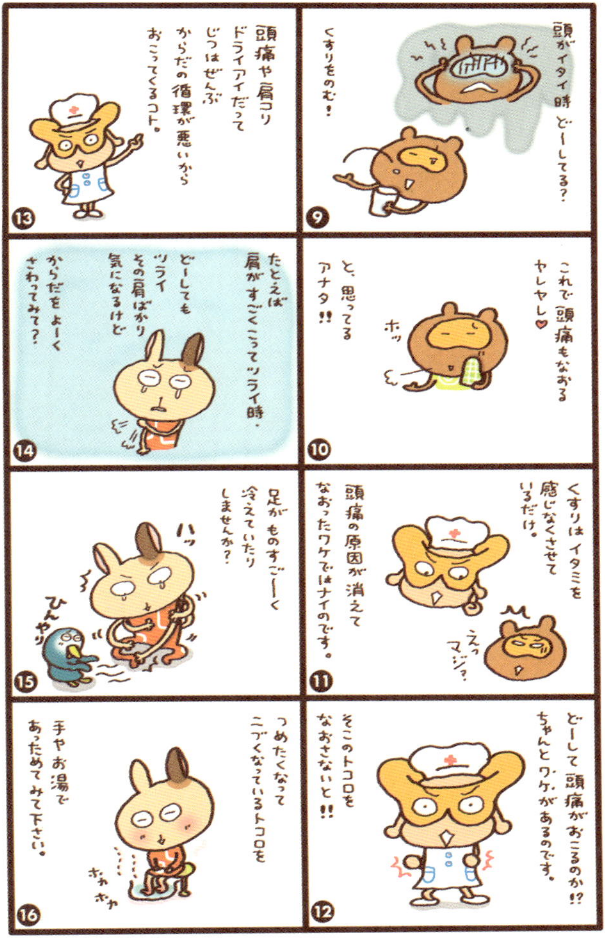
9
頭がイタイ時 どーしてる？
くすりをのむ！
10
これで頭痛もなおる
ヤレヤレ♥
ホッ
と、思ってる
アナタ!!
11
くすりは イタミを
感じなくさせて
いるだけ。
えっ
マジ？
頭痛の原因が消えて
なおったワケではナイのです。
12
どーして頭痛がおこるのか!?
ちゃんとワケがあるのです。
そこのトコロを
なおさないと!!
13
頭痛や肩コリ
ドライアイだって
じつはぜんぶ
からだの循環が悪いから
おこってくるコト。
14
たとえば
肩がすごくこってツライ時・
どーしても
ツライ
その肩ばかり
気になるけど
からだをよーく
さわってみて？
15
足がものすごーく
冷えていたり
しませんか？
ハッ
ひんやり
16
つめたくなって
こごくなっているトコロを
手やお湯で
あったためてみて下さい。
ホカホカ

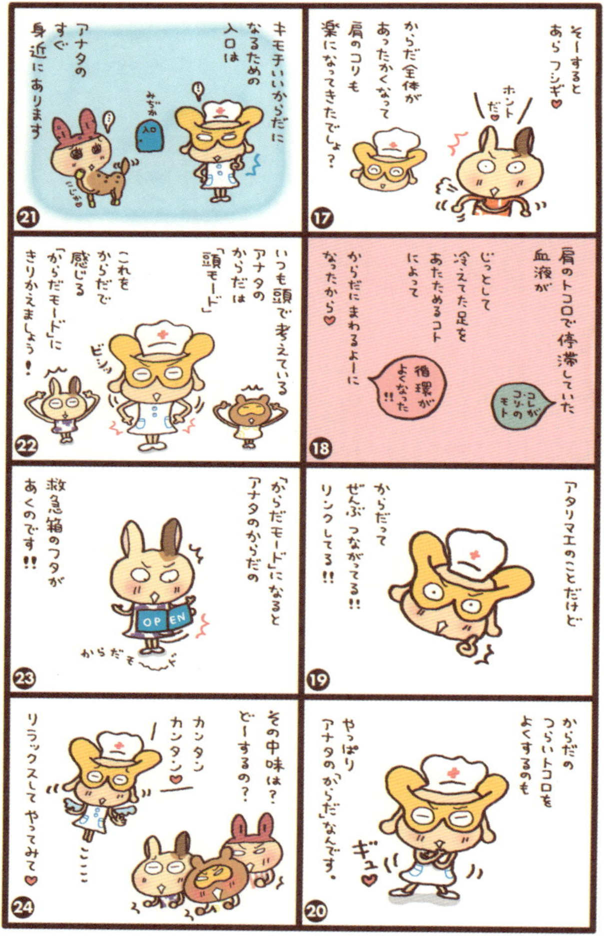
そーするとあらフシギ♡
ホントだ♡
からだ全体があったかくなって肩のコリも楽になってきたでしょ?
17
肩のトコロで停滞していた血液が
じっとして冷えてた足をあたためるコトによって
からだにまわるよーになったから♡
コレがコリのモト
循環がよくなった!!
18
アタリマエのことだけど
からだってぜんぶつながってる!!
リンクしてる!!
19
からだのつらいトコロをよくするのも
やっぱりアナタの「からだ」なんです。
ギュ♡
20
キモチいいからだになるための入口は
アナタのすぐ身近にあります
みぢか
入口
21
いつも頭で考えているアナタのからだは「頭モード」
これをからだで感じる「からだモード」にきりかえましょう!
ビシッ
22
「からだモード」になるとアナタのからだの
救急箱のフタがあくのです!!
OPEN
からだモ〜ド
23
その中味は?
どーするの?
カンタンカンタン♡
リラックスしてやってみて♡
24

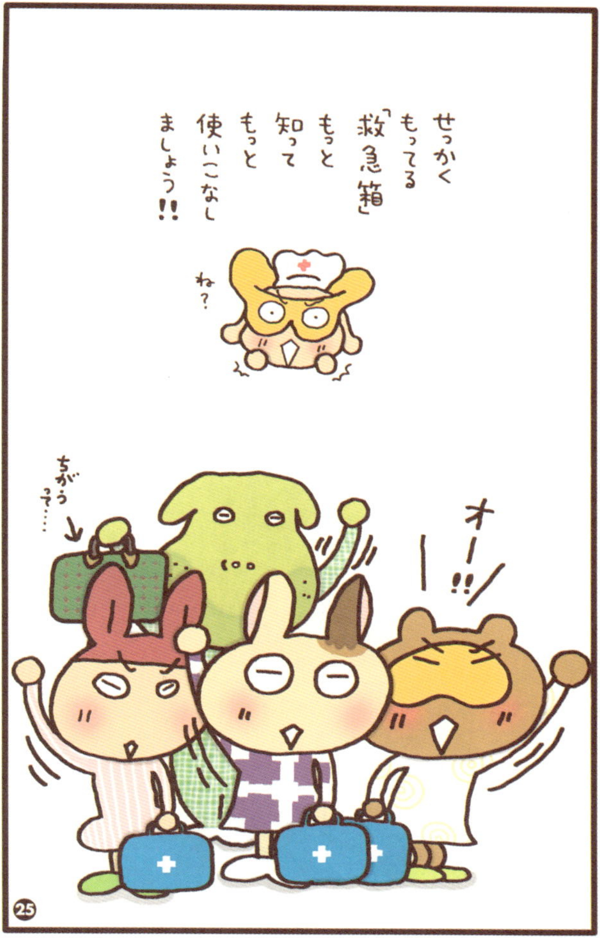
せっかくもってる「救急箱」もっと知ってもっと使いこなしましょう!!
ね?
ちがうって・・・・
オーー!!
25

# からだモード体操

**頭の使いすぎによるからだの緊張・疲れを解放して、
全身をリラックス**

## からだモード体操をする前に

足上げ体操に必要なイスや台などを用意してください。
足を掛けた時、40〜50cmぐらいの
高さになるようなものを選んでください。

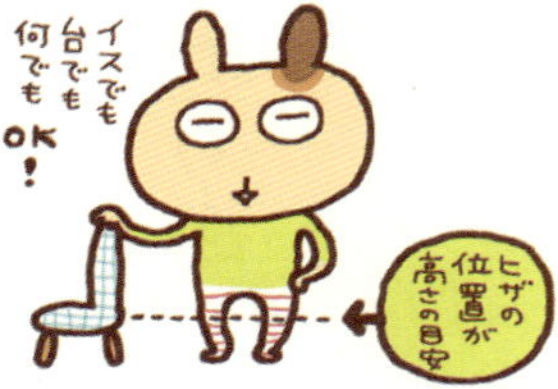
イスでも
台でも
何でも
OK!
ヒザの
位置が
高さの目安

カーペットや畳の上で、からだが楽な状態で横になれるように準備。

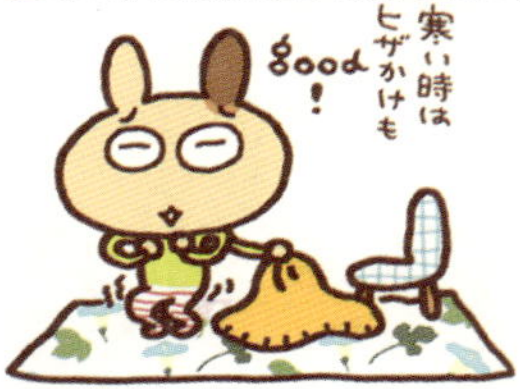
寒い時は
ヒザかけも
good!

テレビ、蛍光灯など点滅光源があると目が休まりません。
部屋の照明はおとしましょう。

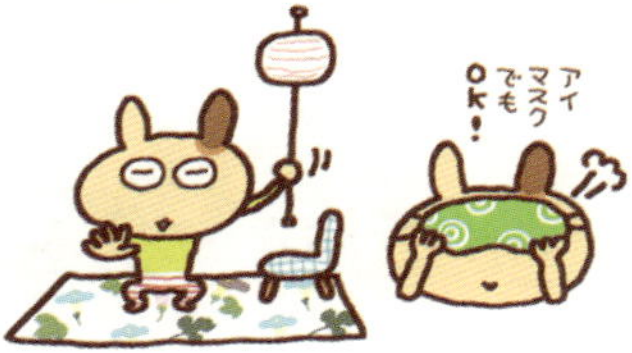
アイ
マスク
でも
OK!

人間のからだは、仕事や勉強からくる疲労や緊張にしばられています。
からだモード体操で、頭にしばられたからだを解き放ち、まずはリラックス。
この本で紹介している各メニューをはじめる前にも、ぜひやってみてください。

# 足上げ

**とにかくリラックスしたい時。**
**頭が興奮して眠れない時。肩こりや目の疲れにも**

1 あおむけに寝てイスや台などにかかとをのせて足を伸ばす。

効能 頭にかたよった血がからだ中にまわり出し、
脳の緊張がとけ、頭がスッキリする。

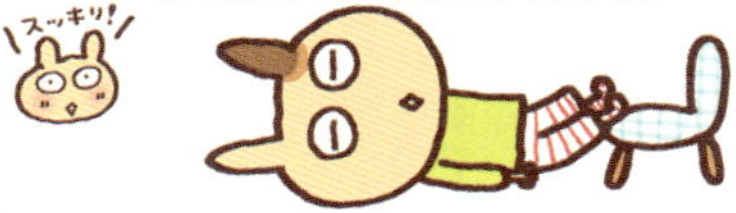


2 腕を上げて後ろに伸ばす。

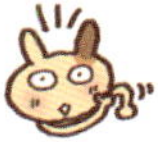

効能 わきの下の緊張がゆるみ、目の疲れや肩こりがやわらぐ。

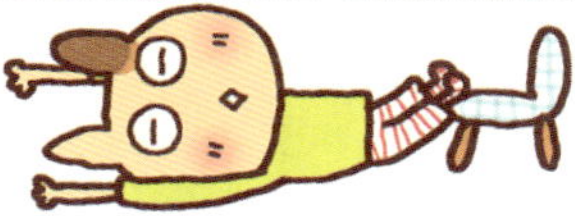

3 頭のてっぺんで手を組み、ひじを楽な角度に曲げる。

効能 腕全体の緊張がぬける。寝不足の時にも。

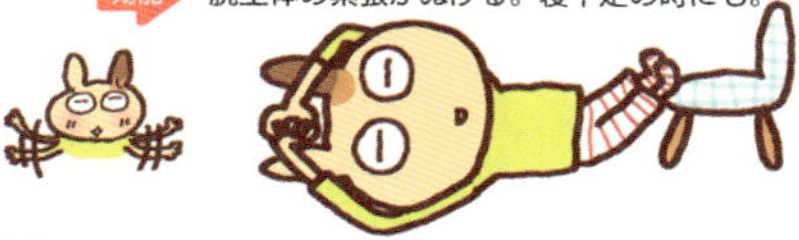

4 ひじを曲げて腕を顔の上で交差させ、
自然な方の腕を上にして下ろす。

効能 肩甲骨の緊張がとけて、肩こりがやわらぐ。

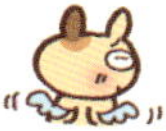

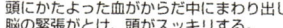

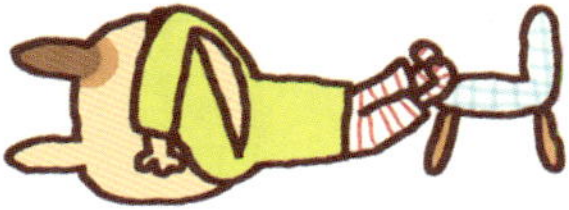

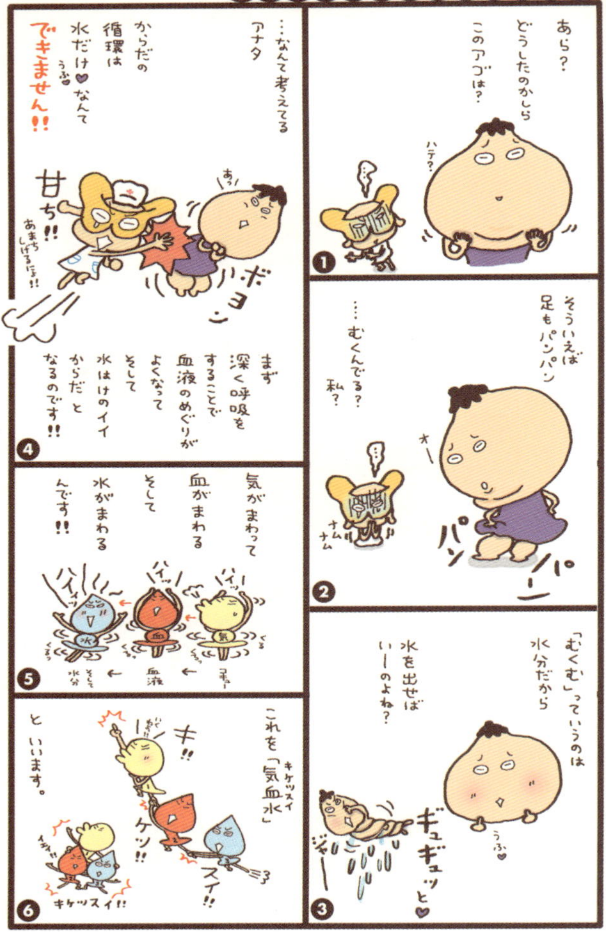
あら？
どうしたのかしら
このアゴは？
ハテ？
…
そういえば
足もパンパン
…むくんでる？
私？
オー
パン
パーン
ナム
ナム
「むくむ」っていうのは
水分だから
水を出せば
いーのよね？
ギュギュッと♡
うふ♡
ジャー
…なんて考えてる
アナタ
からだの循環は
水だけ♡なんて
うふ
できません!!
あっ
ボヨン
甘ち!!
あまちしげるにょ!!
まず
深く呼吸を
することで
血液のめぐりが
よくなって
そして
水はけのイイ
からだと
なるのです!!
気がまわって
血がまわる
そして
水がまわる
んです!!
ハイッ
ハイッ
ハイィッ
気
血
水
コキュー ← 血液 ← そして水分
これを「気血水《キケッツスイ》」
と
いいます。
キ!!
ケッ!!
スイ!!
キケッスイ!!

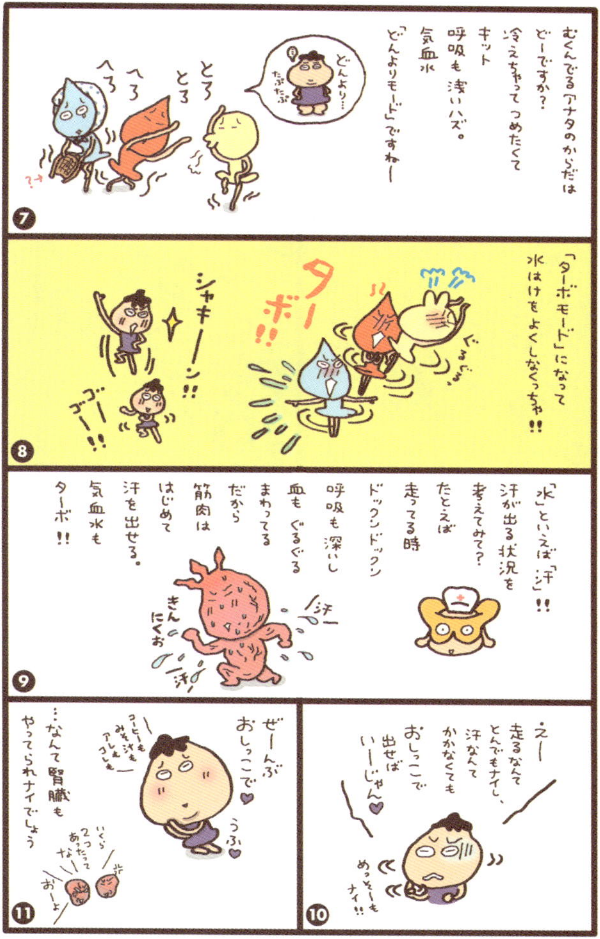

むくんでる「アナタのからだは
どーですか?
冷えちゃって つめたくて
キット
呼吸も 浅いハズ。
気血水
「どんよりモード」ですねー
どんより…
たぷたぷ
とろとろ
へろへろ
「ターボモード」になって
水はけをよくしなくっちゃ!!
ぐるぐる
ターボ!!
シャキーーン!!
ゴーゴー!!
「水」といえば「汗」!!
汗が出る状況を
考えてみて?
たとえば
走ってる時
ドックンドックン
呼吸も深いし
血も ぐるぐる
まわってる
だから
筋肉は
はじめて
汗を出せる。
気血水も
ターボ!!
汗
きんにくお
汗
えー
走るなんて
とんでもナイし、
汗なんて
かかなくても
おしっこで
出せば
いーじゃん♥
めっそーもナイ!!
ぜーんぶ
おしっこで♥
コーヒーも みそ汁も アレもコレも
うふ♥
…なんて
やってられナイでしょう 腎臓も
いくら 2つあったってな
おーよ

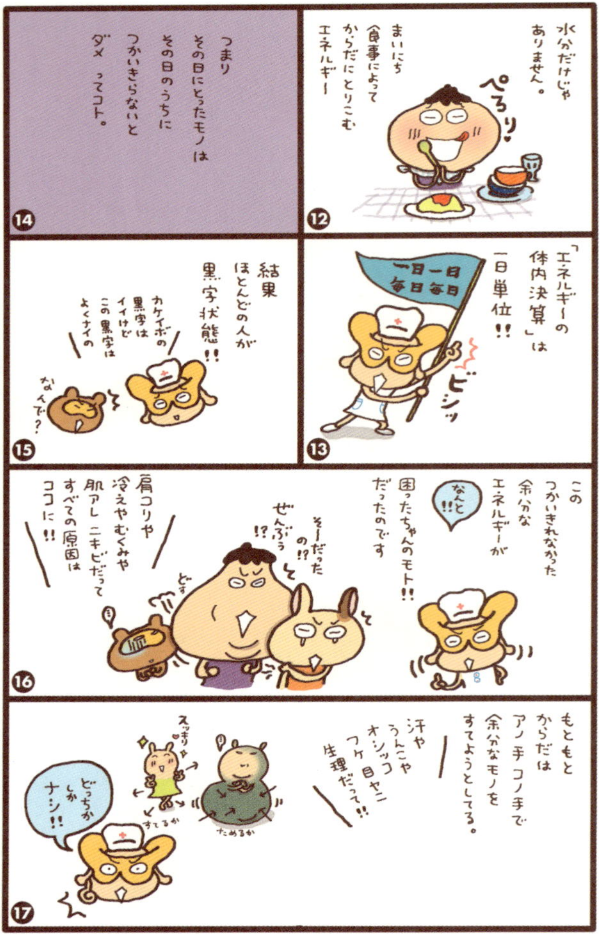

水分だけじゃありません。
ぺろり!
まいにち食事によってからだにとりこむエネルギー
「エネルギーの体内決算」は一日単位!!
一日一日
毎日毎日
ビシッ
つまりその日にとったモノはその日のうちにつかいきらないとダメってコト。
結果ほとんどの人が黒字状態!!
カケイボの黒字はイイけどこの黒字はよくナイの
なんで?
このつかいきれなかった余分なエネルギーが困ったちゃんのモトだったのです!!
なんと!!
そ〜だったの!?
ぜんぶぅ!?
肩コリや冷えやむくみや肌アレ ニキビだってすべての原因はココに!!
どす
もともとからだはアノ手コノ手で余分なモノをすてようとしてる。
汗やうんこやオシッコ フケ目ヤニ生理だって!!
スッキリ
すてるか
ためるか
どっちかしかナシ!!

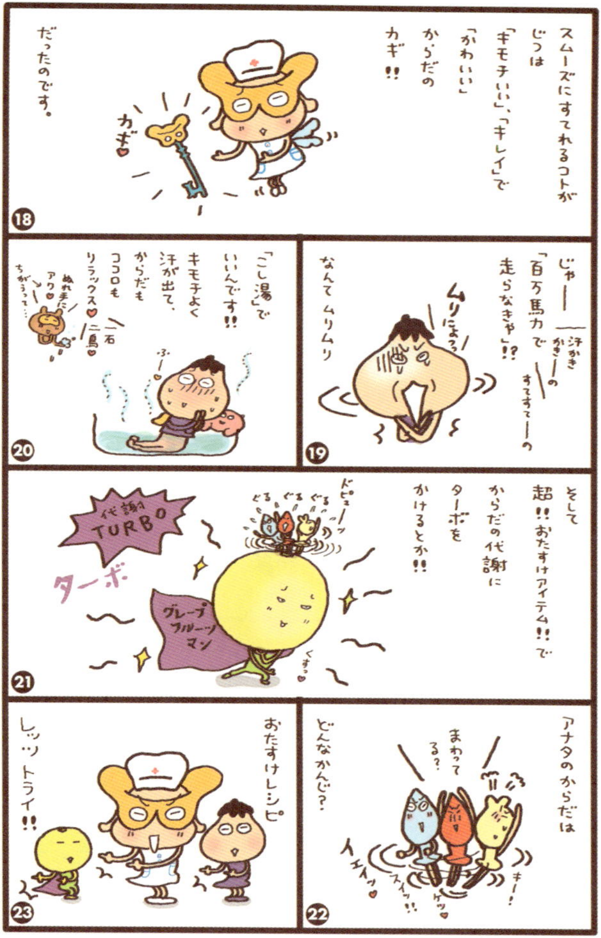

スムーズにすてれるコトが
じつは
「キモチいい」、「キレイ」で
「かわいい」
からだの
カギ!!
だったのです。
カギ♡
じゃーー
「百万馬力で
走らなきゃ」!?
汗かきかきーの
すてすてーの
ムリにょろ~
なんてムリムリ
「こし湯」で
いいんです!!
キモチよく
汗が出て、
からだも
ココロも
リラックス♡
一石二鳥♡
ふ～♡
ぬれ手にアワ♡
ちがうって…
そして
超!!おたすけアイテム!!で
からだの代謝に
ターボを
かけるとか!!
ドピューッ
ぐる ぐる ぐる
代謝TURBO
ターボ
グレープフルーツマン
くすっ♡
アナタのからだは
まわってる?
どんなかんじ?
イエイッ♡
スイッ!!
ケッ♡
キー!
おたすけレシピ
レッツトライ!!

# 腰湯

## バスタイムを利用して、快適でキレイなからだを手に入れましょう

バスタブに入り、おへそが隠れるくらいまでお湯につかります。
音楽を聞いたり、雑誌を読んだり、リラックスしてそのまま5～15分。
必ず長そでTシャツなどを着て首にタオルをかけ、上半身を冷やさないように。
頭、顔、首、肩、胸……上半身全体に汗をかけば、終了。

効能

からだに蓄積された疲労を、きちんと汗を出すことで解放します。
発汗をうながすことで「首のしっぽ」(詳しくは45ページを参照)の感性を取り戻し、体温調整機能も回復します。
骨盤の「つかえ」をとってスムーズな開閉運動を導くのにも有効。
生理痛、腰の冷え、肩こり、頭痛、全身の疲れなどに。

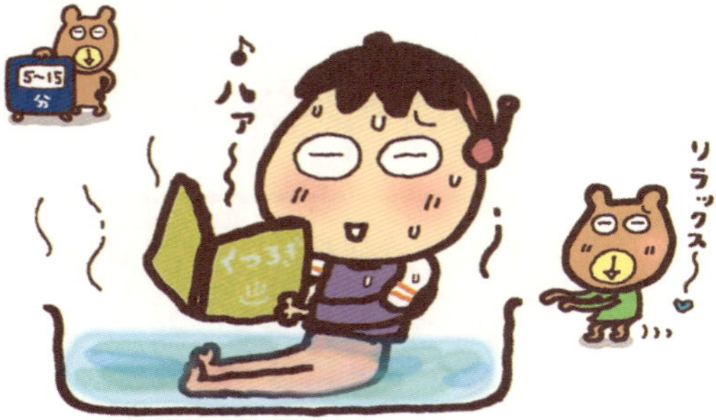

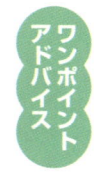

### ワンポイントアドバイス

お湯の温度は45~47度くらい。
手を入れるとかなり熱い温度です。
人によって許容できる湯温には2~3度幅がありますから、
湯温計だけに頼らずに、
必ず手を入れて温度を調整してください。

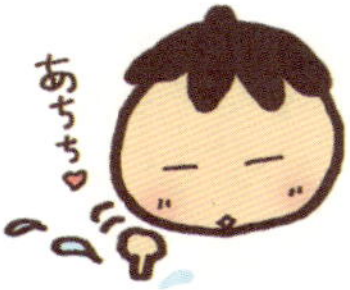

# 水含み

## 発汗をうながし、腰湯をより効果的にします

腰湯をしながら、軽くひとくち（大さじ一杯ぐらい）水を口に含みます。
3分くらい含んでいると両側の舌のつけ根から、
痰状のどろっと濃くなった唾液が出てきます。
吐き捨ててうがいをします。それを2～3回続けます。
汗がせきを切ったように出てきたら、成功。

効能　口に水を含んで、からだに「水分が補給されますよ」とメッセージを伝えておくと、からだは安心して汗をかきます。汗の出かたを実感してください。

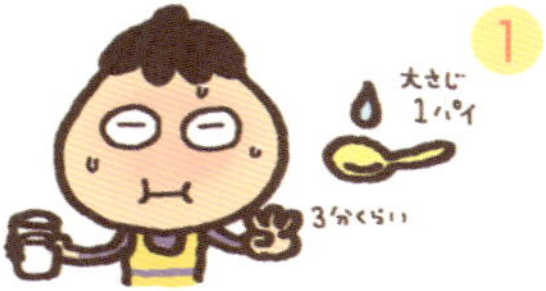


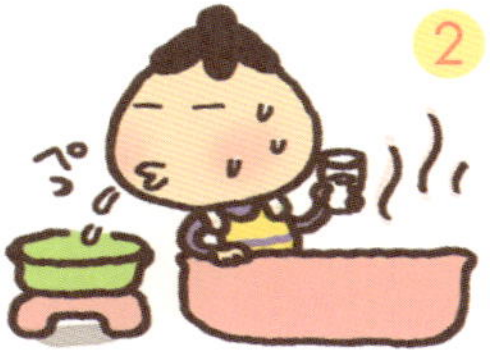


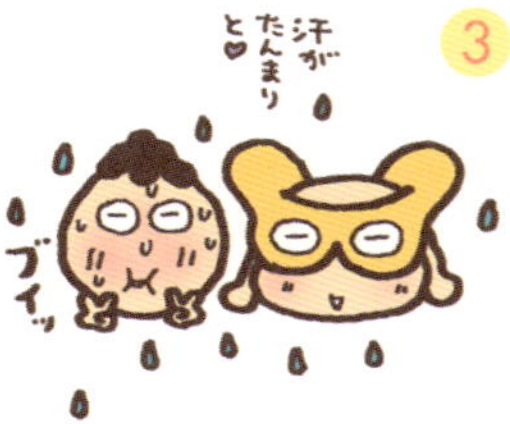


上半身を冷やさないよう
注意しましょう。
夏は半そでTシャツ、
春・秋・冬は
長そでTシャツを着て、
首にタオルを巻きます。
一年を通して
首を冷やさないように。

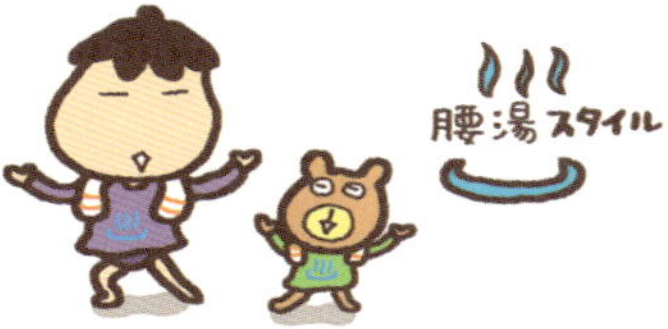


温度がさがらないように、
ときどき差し湯をしながら、
お湯の温度を保ってください。

# ホットパックを使ってみよう

ジェル入りのパックはドラッグストアの
フェイスケアコーナーなどで売っています。
アイマスク型や枕型があります。手軽に使えて便利です

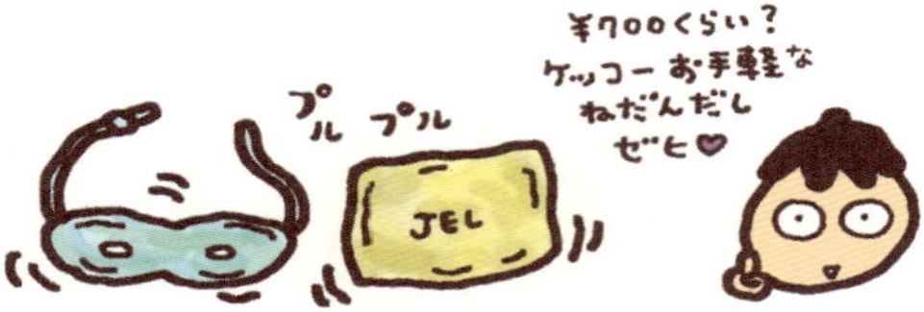

プル プル
JEL
¥700くらい？
ケッコー お手軽な
ねだんだし
ゼヒ♥


## ホットパックのあたためかた

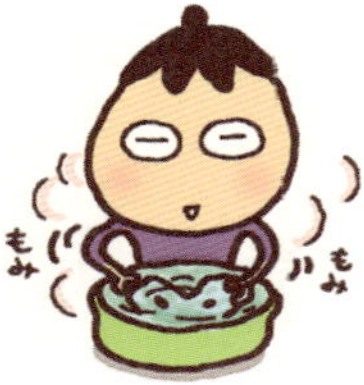

もみ
もみ


1

ぬるめのお湯の中で、
手でよくもみほぐします。

2

手を入れると熱いくらいの
お湯に入れて、
しばらくあたためて、
できあがり。

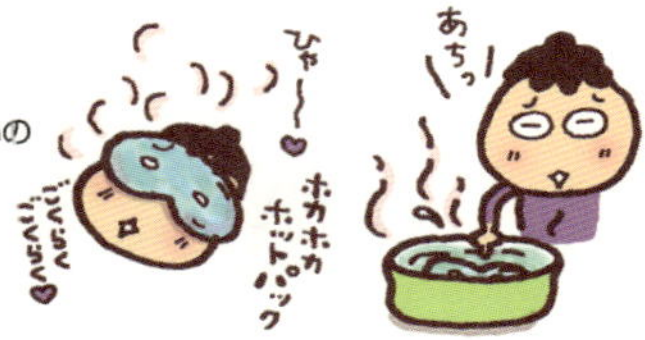

ごくらく ごくらく♥
ひゃ〜〜♥
ホカホカ ホットパック
あちっ


●季節によってあたたまり方がちがいます。

●電子レンジOKのものもありますが、
お湯であたためたほうがあたたかさのもちがよく、
肌も気持ちいいですよ。

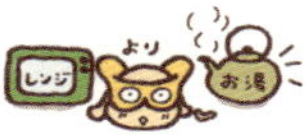

レンジ
より
お湯

# 目の疲れ

me no tsukare

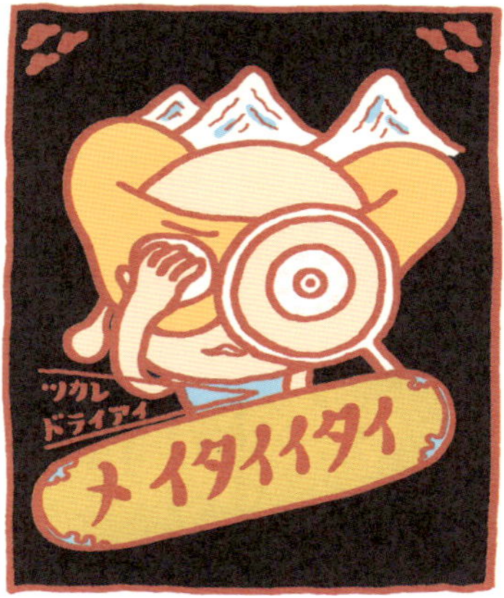


テレビやパソコンの画面を見る時間の多い生活は目を酷使しがち。目の疲れは頭痛や肩こりにもつながっています。目をゆるめてあげることは思った以上の効果あり!!

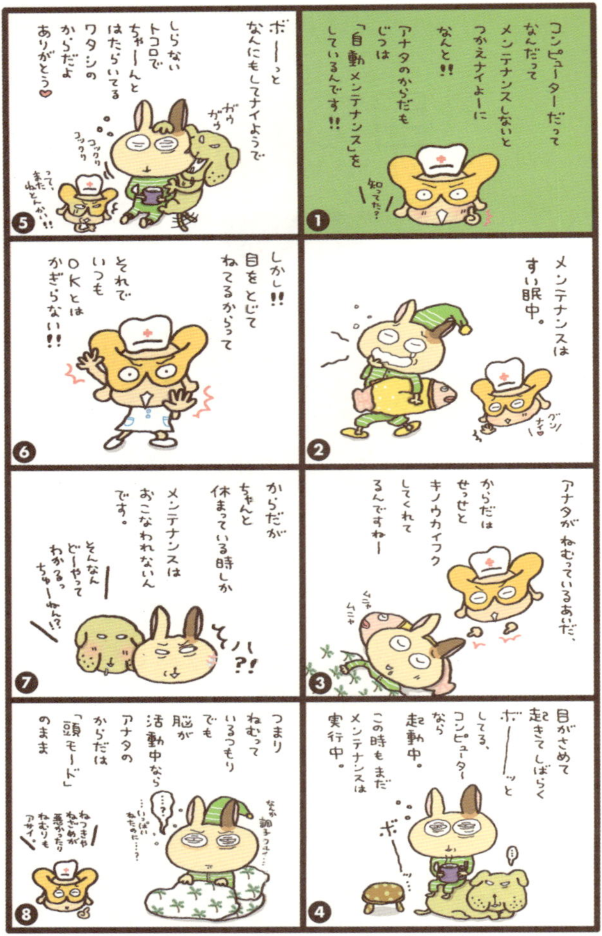
コンピューターだって
なんだって
メンテナンスしないと
つかえナイよーに
なんと!!
アナタのからだも
じつは
「自動メンテナンス」を
しているんです!!
知ってた?
メンテナンスは
すい眠中。
グンナイ
アナタがねむっているあいだ、
からだは
せっせと
キノウカイフク
してくれて
るんですねー
ムニャムニャ
目がさめて
起きてしばらく
ボーーッと
してる、
コンピューター
なら
起動中。
この時もまだ
メンテナンスは
実行中。
ボーー…
ボーーっと
なんにもしてナイようで
しらない
トコロで
ちゃーんと
はたらいてる
ワタシの
からだよ
ありがとう
ガウガウ
コックリコックリ
って、またねとんかい!!
しかし!!
目をとじて
ねてるからって
それで
いつも
OKとは
かぎらない!!
からだが
ちゃんと
休まっている時しか
メンテナンスは
おこなわれないんです。
そんなん
どーやって
わかるっちゅーねん!?
ハ?!
つまり
ねむって
いるつもり
でも
脳が
活動中なら
アナタの
からだは
「頭モード」
のまま
…?
…いっぱいねたのに…?
なんか調子フユイ…
ねつきやねざめが悪かったりねむりもアサイ!

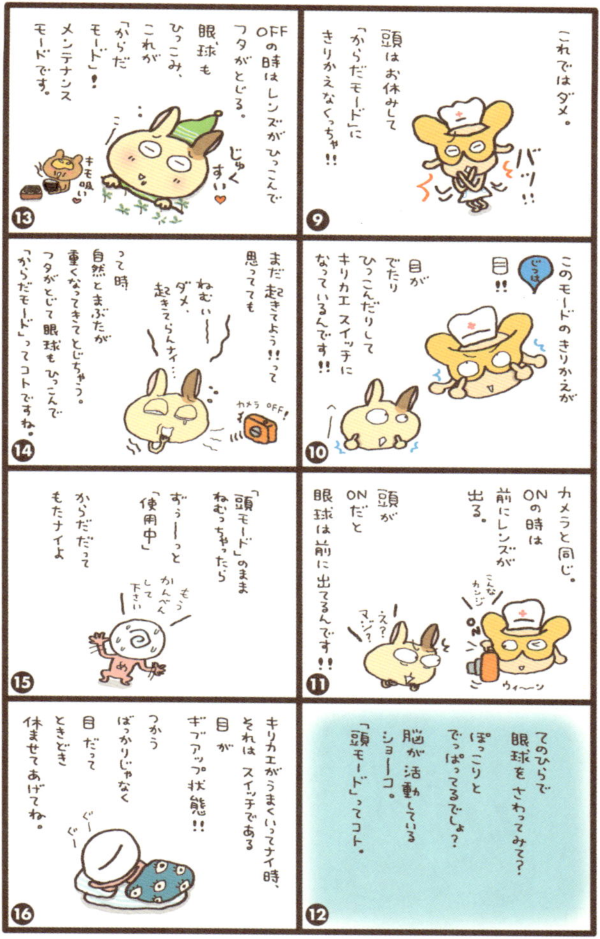
これではダメ。
頭はお休みして
「からだモード」に
きりかえなくっちゃ!!
バッ!!
このモードのきりかえが
じつは
目!!
目が
でたり
ひっこんだりして
キリカエ スイッチに
なっているんです!!
へ～
カメラと同じ。
ONの時は
前にレンズが
出る。
頭が
ONだと
眼球は前に出てるんです!!
こんなカンジ
ON
え？マジ？
ウィ～ン
てのひらで
眼球をさわってみて？
ぽっこりと
でっぱってるでしょ？
脳が活動している
ショーコ。
「頭モード」ってコト。
OFFの時はレンズがひっこんで
フタがとじる。
眼球も
ひっこみ、
これが
「からだ
モード」!
メンテナンス
モードです。
じゅくすい♥
キモ吸い♥
まだ起きてよう!!って
思ってても
ねむい～～
ダメ、
起きてらんナイ…
カメラOFF!
って時
自然とまぶたが
重くなってきてとじちゃう。
フタがとじて眼球もひっこんで
「からだモード」ってコトですね。
「頭モード」のまま
ねむっちゃったら
ずぅ――っと
「使用中」
からだだって
もたナイよ
もうかんべんして下さい
キリカエがうまくいってナイ時、
それは スイッチである
目が
ギブアップ状態!!
つかう
ばっかりじゃなく
目だって
ときどき
休ませてあげてね。
ぐー
ぐー

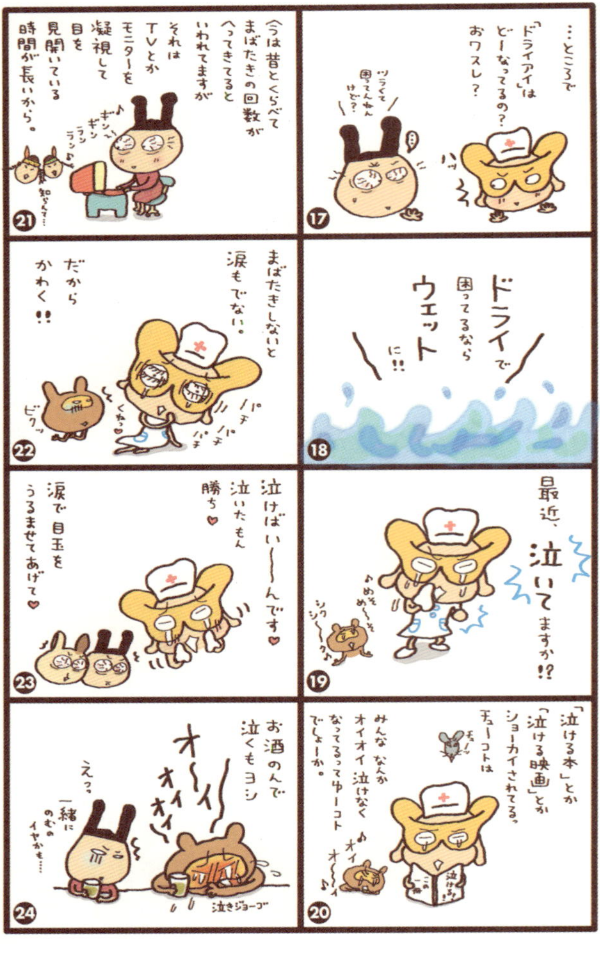
17
…ところで「ドライアイ」はどーなってるの？おワスレ？
ツラくて困ってんやんけど？
ハッ
18
ドライで困ってるならウェットに!!
19
最近、泣いてますか!?
めそめそ～♪
シクシク～♪
20
「泣ける本」とか「泣ける映画」とかショーカイされてる。
チューコトはみんな なんか オイオイ 泣けなくなってるってゆーコトでしょーか。
チュ～
オイオイ～♪
21
今は昔とくらべてまばたきの回数がへってきてるといわれてますがそれはTVとかモニターを凝視して目を見開いている時間が長いから。
ギンギンランラン♪
知らんて…
22
まばたきしないと涙もでない。
だからかわく!!
パチパチパチ
ビクッ
くねっ♡
23
泣けばい～～んです♡
泣いたもん勝ち♡
涙で目玉をうるませてあげて♡
24
お酒のんで泣くもヨシ
オ～イオイオイ～
えっ
一緒にのむのイヤかも…
泣きジョーゴ

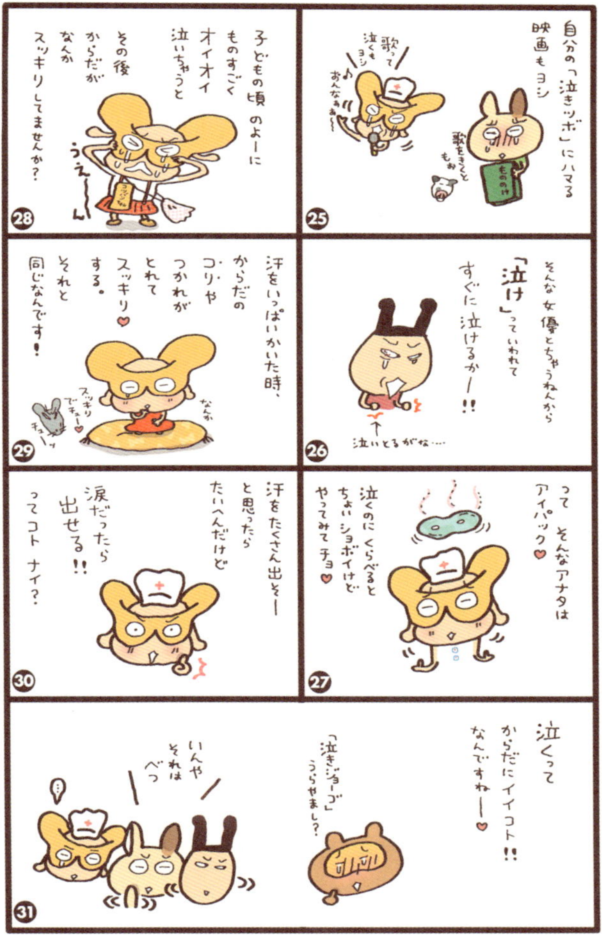
25
自分の「泣きツボ」にハマる
映画もヨシ
歌をきくともぉ
ものの け
歌って泣くもヨシ
♪おんなぁあ～～
26
そんな女優とちゃうねんから
「泣け」っていわれて
すぐに泣けるかー!!
泣いとるがな…
27
って そんなアナタは
アイパック♥
泣くのに くらべると
ちょい ショボイけど
やってみてチョ♥
28
子どもの頃 のよーに
ものすごく
オイオイ
泣いちゃうと
その後
からだが
なんか
スッキリしてませんか?
うえ～～ん
29
汗をいっぱいかいた時、
からだの
コリ・や
つかれが
とれて
スッキリ♥
する。
それと
同じなんです!
なんか
スッキリでチュー♥
チューッ
30
汗をたくさん出そー
と思ったら
たいへんだけど
涙だったら
出せる!!
ってコト ナイ?
31
泣くって
からだにイイコト!!
なんですねー♥
「泣きジョーゴ」
うらやまし?
いんや
それは
べつ

# 目の疲れをとりたい
## アナタのためのメニュー

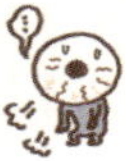

酷使した目をいたわって、キラキラ・魅力的な目を手にいれよう

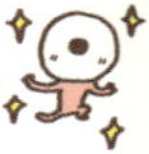

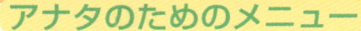

Menu #1

### 目をゆるめる

目をリラックスさせて緊張や疲れをとる

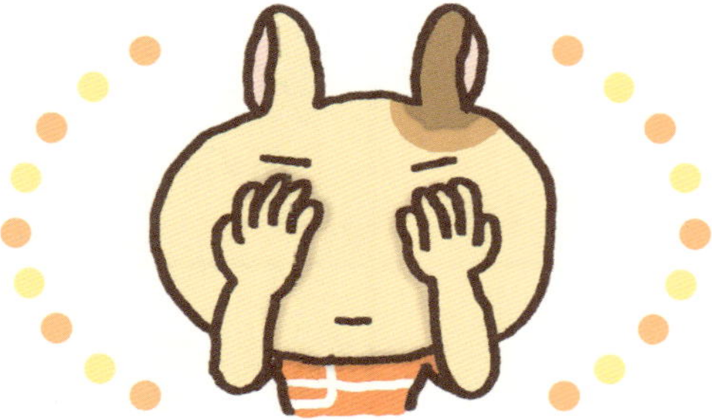

手のひらで両目をおおうようにして、
疲れて飛び出した眼球が
やわらかく感じられるまであたためましょう。

効能　キーンとこった眼球がゆるんで、
オフィスでも気軽にリラックスできます。

なぜ？　目をあたためることによって、
目を中心に肩から頭までの緊張がとれ、
頭モードからからだモードに切り替えることができます。

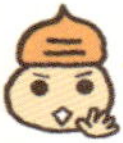

パソコンやテレビのモニターの見すぎで目は固くなり、
飛び出してしまいます。

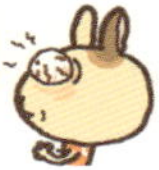

Menu #2

# ホットパックを使う

目も汗をかくって知ってた？

ホットパックで汗を出す

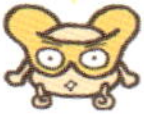

ホットパックを目にのせましょう。

15分くらいでじんわり汗が出てきます。

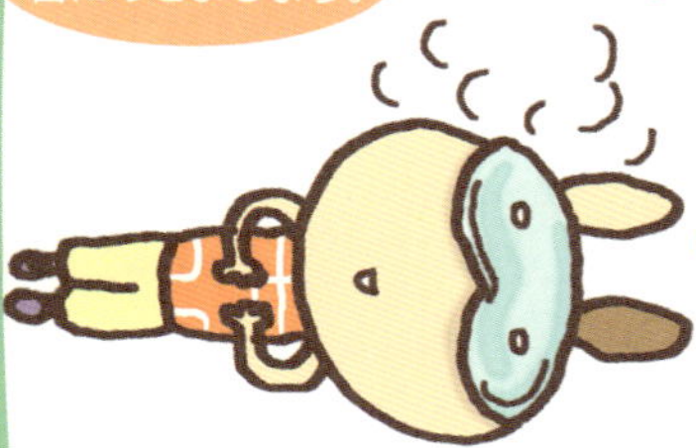

効能

目のまわり、まぶたから汗をかくことで、目の筋肉疲労がとれます。

なぜ？

実は眼球とまぶたはひとつながり。目のまわりから汗を出すことは涙を出すのと同じ効果があるのです。

わきの下も一緒にあたためましょう。

あおむけに寝てバンザイし、ホットパックをわきの下に直接当てます。同時に目にもホットパックをのせると効果倍増。

これは「ヨダレもの」に気持ちいいよ！

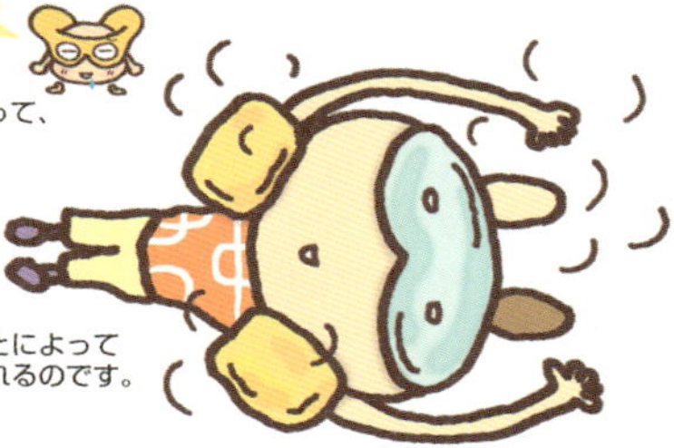

効能

わきの下をあたためることによって、目の血流がよくなります。

なぜ？

目が疲れるとわきの下にある小円筋がこります。このこりをあたためてほぐすことによって目の血流がよくなり、疲れがとれるのです。

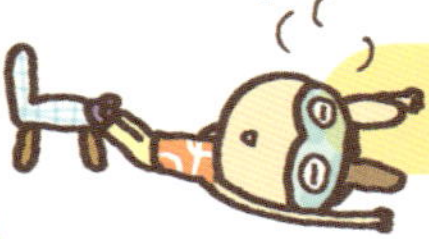

腕を後ろにのばして足上げするのも、わきの下をゆるめるのに効果的。

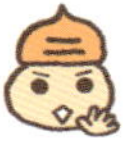

Menu #3

# アイベルトをゆるめる

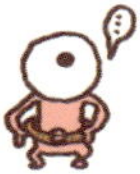

## 目の疲れに。眼精疲労による肩、首のこりにも有効

### アイベルトとは？

目の神経は、眉の上からまっすぐ下がって左右の足まで、つながっています。
これを目のベルト、アイベルトと呼んでいます。
ギターの弦を端の方で調律するように、目も眉の上や目の下、
太ももをゆるめることによって調整することができるのです。

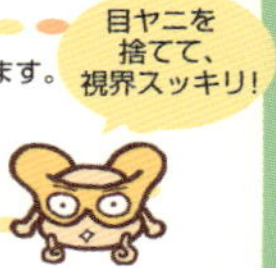


頬骨を下から親指でおし上げます。
押すと目玉に響くくらいかなり痛いところを指でおさえます。

効能 眼精疲労からくる首や肩のこりもやわらぎます。
腰湯をしながら発汗モードの時にすると、翌朝、目ヤニがどっと出ます。

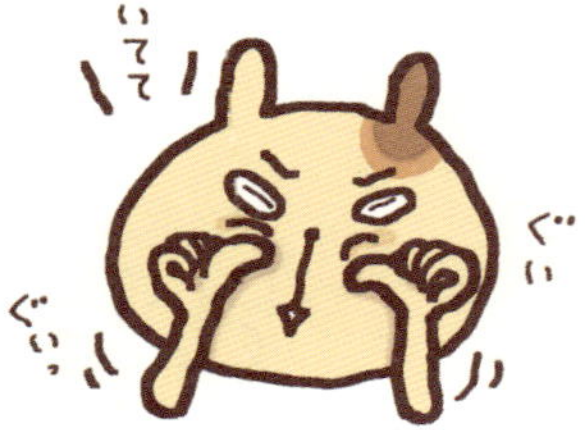


黒目のちょうど上あたりの骨の縁を3〜5分おし上げます。

効能 不快な痛みですが、数分後には「快痛」に変わり、全身が軽くなります。

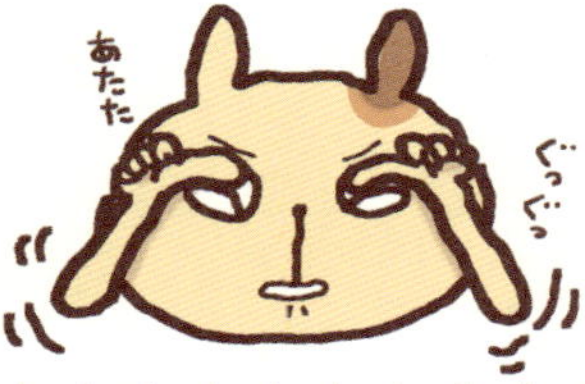

目頭のゴマ粒ほどのコリッとした部分を
3〜5分くらい強くおさえます。

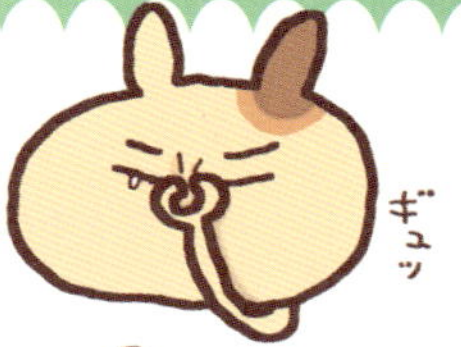


**効能** 涙線がゆるみ、濃い涙が出ます。
終わった直後は充血しますが、
ひと晩眠ればリフレッシュ。

**なぜ?** この場所の上下に頭蓋骨の溝があり、
そこを広げることで涙腺がゆるむのです。

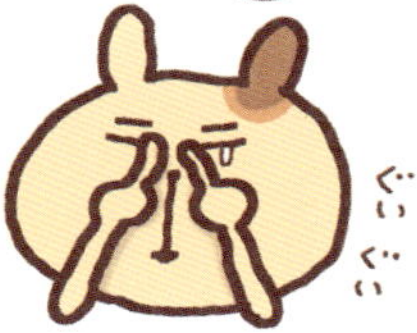


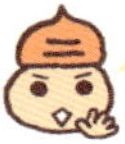

目ヤニは老廃物のかたまりです。
目の大掃除だと思ってください。

Menu #4

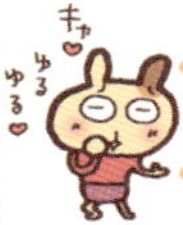


## オフィスでアイベルトをゆるめる

眼精疲労はオフィスでこまめに処理できます

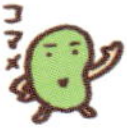


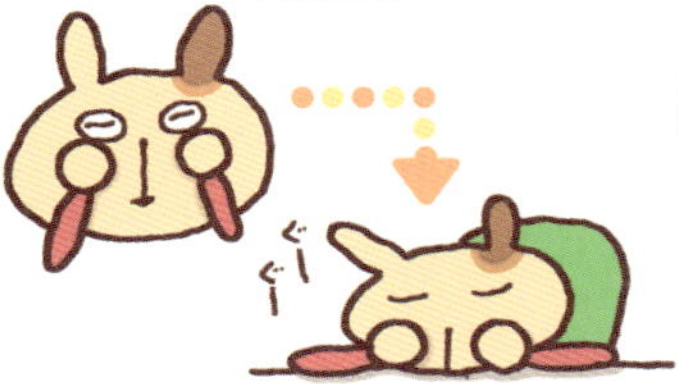


頬骨の下、
押すと目玉に響くくらい
かなり痛いところに
にぎりこぶしを当て、
そのまま机につっぷします。
頭の重みで頬骨を圧迫しましょう。
休憩時間が終わるころには
視界もすっきり。

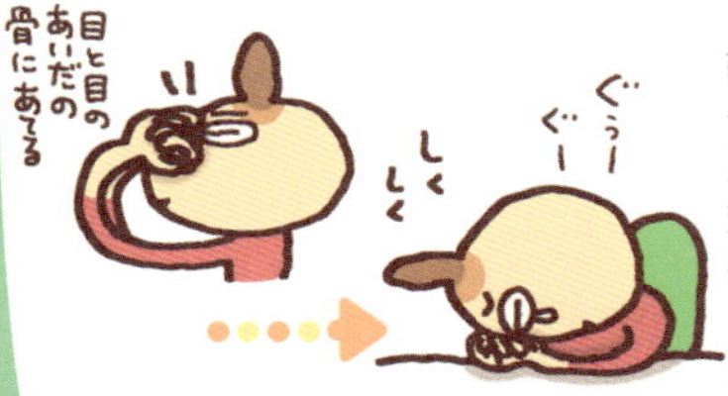


両手を重ねて、
人差し指の付け根の関節を
目と目の間の骨に当てます。
そのまま机につっぷして
頭の重みで3分くらい
圧迫しましょう。
じんわり涙が出てくるので
目にうるおいが戻ります。
泣きまねにもつかえるかも?

Menu #5

# 肩甲骨をゆるめる

## 目の疲れ、肩こりに

うつぶせに寝て、手首を腰の上あたりで交差させます。
肩甲骨が浮き、肩の血行がよくなってあたたまります。
そのあと肩をぐるぐる回すのも有効。

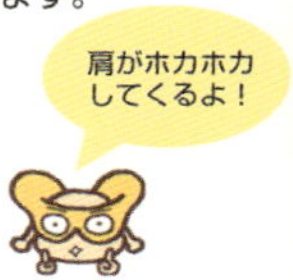
肩がホカホカ
してくるよ！

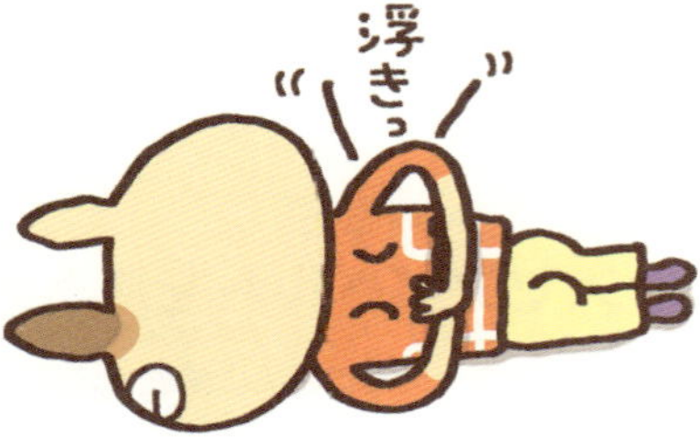
浮きっ

効能　肩甲骨がなめらかに動く状態では目も疲れにくいし、背中のラインも美しく見えます。

なぜ？　肩甲骨の内側には目に関係のある神経が通っていて、目が疲れると、肩甲骨の動きも悪くなります。固く張りついた肩甲骨をゆるめることによって眼精疲労が解消しますよ。

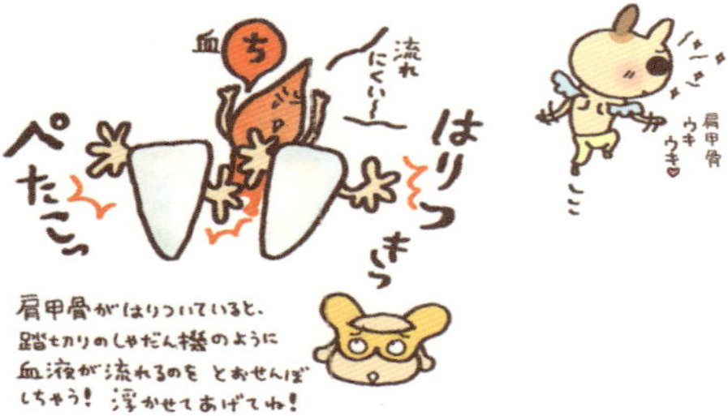
血
ち
流れにくい～
ぺたこ～
はりっきっ
肩甲骨
ウキ
ウキ♡
肩甲骨がはりついていると、
踏切りのしゃだん機のように
血液が流れるのを とおせんぼ
しちゃう！ 浮かせてあげてね！

Menu #6

# 正座で寝

## 目の疲れ、腰の冷え、食べすぎ、飲みすぎなどに

正座の状態からあおむけに寝て、太ももをのばします。
さらに、このままの姿勢でバンザイしましょう。

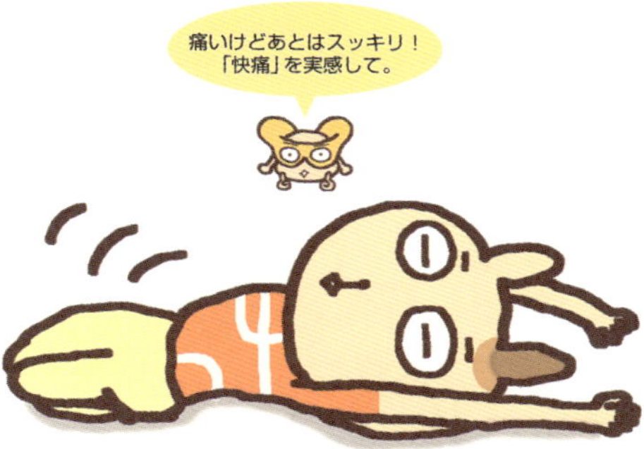
痛いけどあとはスッキリ！
「快痛」を実感して。

効能　胃の疲れをやわらげ、同時に目の緊張もゆるみます。
バンザイは目の疲れにも効きます。

なぜ？　太ももは顔の頬から眉にかけてのアイベルトにつながっています。
太ももをゆるめることによって目の緊張もゆるみますよ。

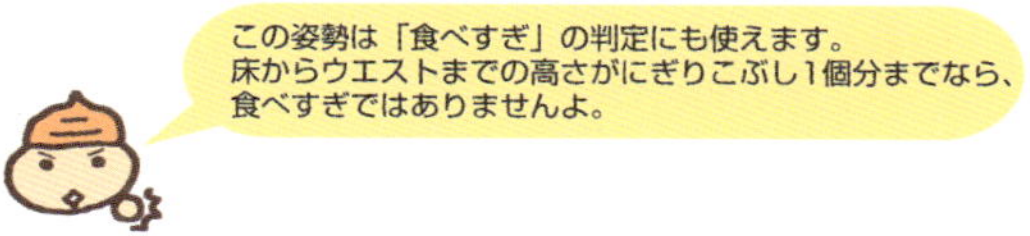
この姿勢は「食べすぎ」の判定にも使えます。
床からウエストまでの高さがにぎりこぶし1個分までなら、
食べすぎではありませんよ。

二人ですれば効果倍増！

Menu #7

# 肝臓をあたためる

## 目の疲れ、飲みすぎ、食べすぎ、過労に

肝臓のある右側を上にして寝て、
両手で肝臓をさわってあたためてあげましょう。
2、3分して、逆に手があたたかさを
感じはじめたら、肝臓が音をたてて動きはじめます。

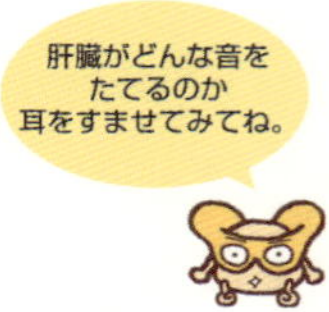
肝臓がどんな音を
たてるのか
耳をすませてみてね。

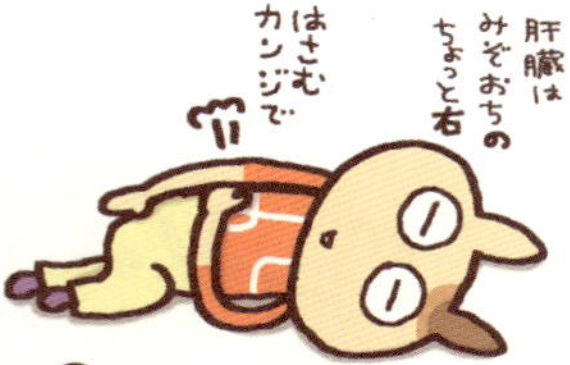
肝臓はみぞおちのちょっと右
はさむカンジで

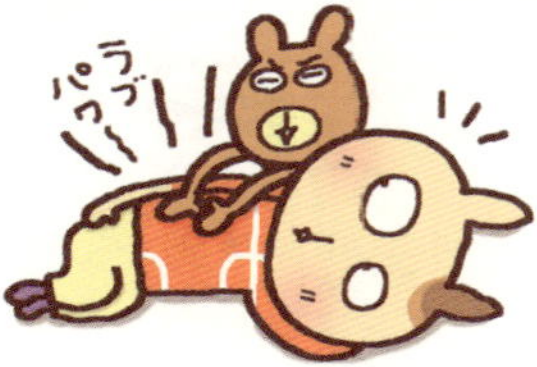
ラブパワ〜

効能　肝臓をあたためて休ませると、目の疲れ、充血が回復し、全身の疲労感も軽くなります。

なぜ？　肝臓が疲れるのは、お酒の飲みすぎだけではありません。
過労、食べすぎや目の疲れも肝臓が引き受けます。
目が充血してきたら、肝臓を休ませてあげましょう。

二人ですれば効果倍増！

Menu #8

# ひざをあたためる

## 目の疲れに

ひざにホットパックを当ててあたためましょう。

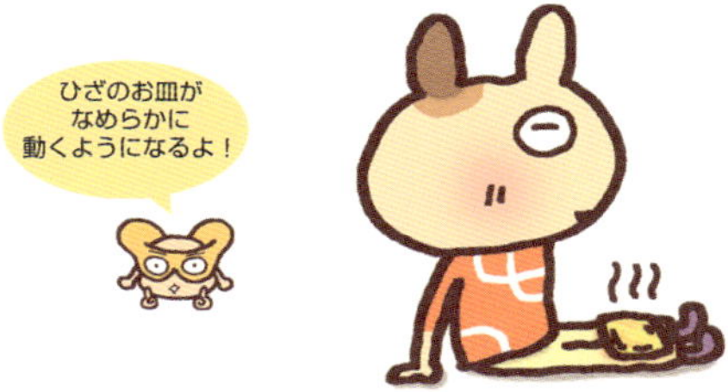
ひざのお皿が
なめらかに
動くようになるよ！

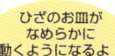

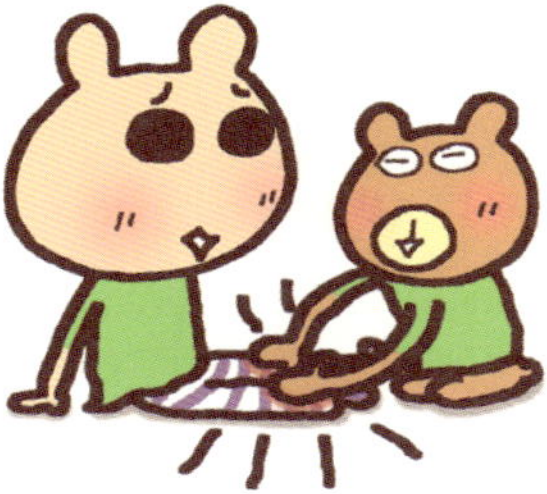

効能　ひざをあたためることで利尿作用をうながし、目がゆるみます。

なぜ？　ひざが冷えているとひざのお皿の動きが悪くなります。
実はひざのお皿は泌尿器の機能とつながっているのです。
利尿が悪くなると眼圧が上がり、目が固くこわばります。
その結果からだの緊張が抜けず、からだモードになりにくくなります。

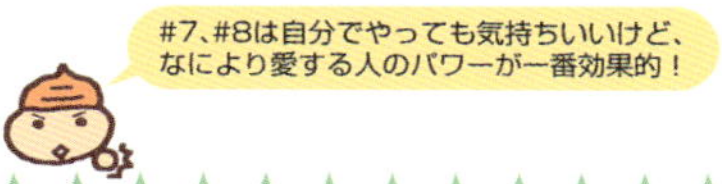
#7、#8は自分でやっても気持ちいいけど、
なにより愛する人のパワーが一番効果的！

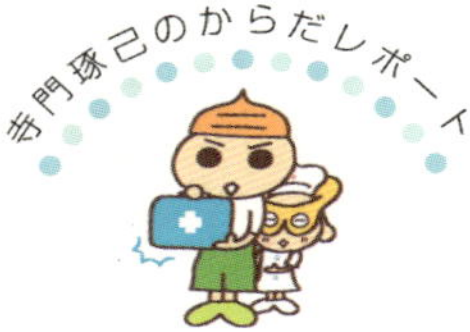


## 目と股関節はつながっている

股関節は「目」なんです。股関節に大腿骨がはまる、へこんだところがつるつるしていないと目が悪くなってくる。足を十分に使っていると股関節はつるつるしてきます。目の神経は眉の上から足先までつながっています。股関節はその中心にあるのです。だから整体においては、目の治療をするときには股関節を調整し、骨折など股関節のトラブルには目を調整します。

視力は目自体のしなやかさで決まってきます。目のしなやかさとは水分と血液のとどこおりない循環に支えられている。両方がつつがなくいっているということが大切です。股関節をよく動かすと水分の循環・血液循環の両方に効果があります。ガーッと机に向かって勉強していると目が悪くなっていくのは、もちろん目を使っていることもあるけれど、あまり歩かない、股関節を使わない生活が長いせいもあるんです。だから交通機関が便利になっていくにつれて、人間の目は悪くなっていく。やっぱりモンゴルやアフリカの人たちの動体視力がいいのは、股や足を十分に使う生活をしているからだと思います。例えば馬に乗る時は股の力を使ってまたがります。股を十分に使って暮らしている人たちは目がいい。視力と股関節のなめらかな動きは連動しているんです。

**and more**

最近のオゾン層の問題はかなり深刻です。ネパールの山岳民族の方々の間では眼病が流行っているそうです。ヤクやラマなど動物の失明も多発しているそうです。生物発生以来初めての、強い紫外線環境になっているということです。当面は、ＵＶカットのサングラス等で目を守ってゆっくり適応していってください。

# 肩こり
katakori

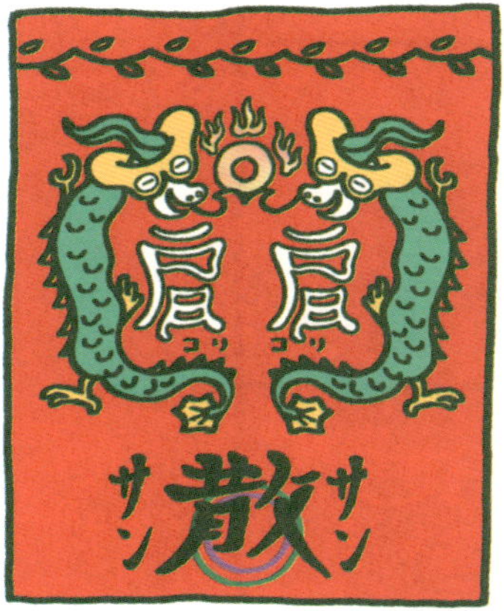


肩こりと筋肉痛は似てるけどちがうって知ってた？　肩こりは血液の循環不全が原因なんです。オフィスでもできる肩こり解消法のあれこれ、紹介します。

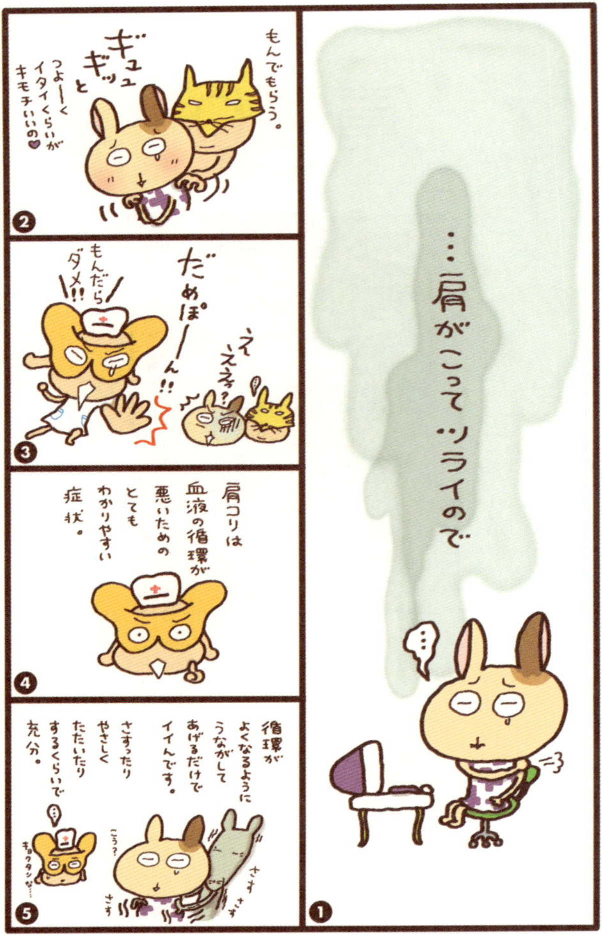
…肩がこってツライので
…
もんでもらう。
ギュギュッと
つよーくイタイくらいがキモチいいの♥
ええええ??
だめぽーーん!!
もんだらダメ!!
肩コリは血液の循環が悪いためのとてもわかりやすい症状。
循環がよくなるようにうながしてあげるだけでイイんです。
さすったりやさしくたたいたりするくらいで充分。
こう?
さすさす
さす

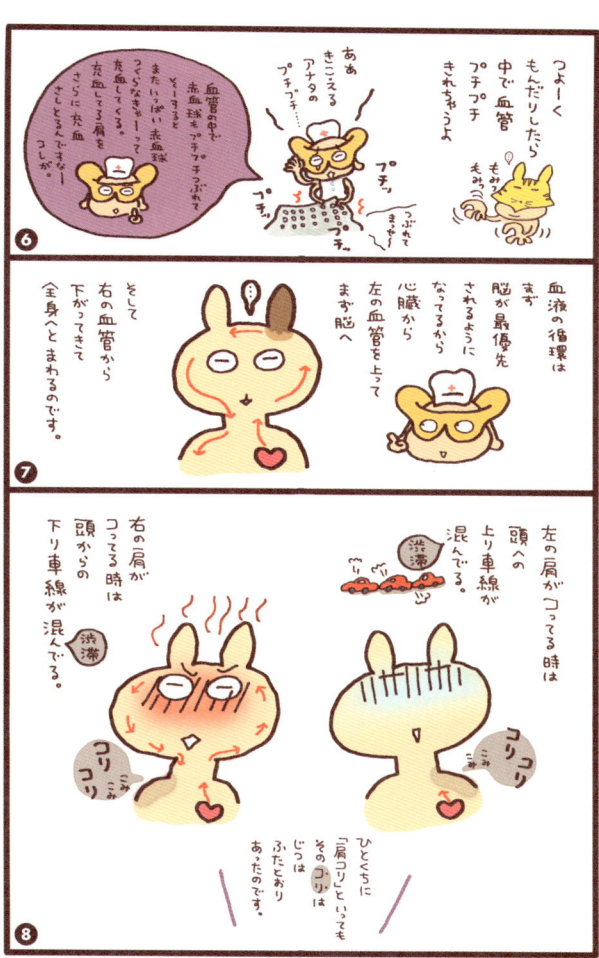

つよーく
もんだりしたら
中で血管
プチプチ
きれちゃうよ
もみっ もみっ
ああ
きこえる
アナタの
プチプチ……
プチッ
プチッ
プチッ
つぶれて
まっせ～
血管の中で
赤血球もプチプチつぶれて
そーすると
またいっぱい赤血球
つくらなきゃーって
充血してくる。
充血してる肩を
さらに充血
さしとるんですなー
コレが。
血液の循環は
まず
脳が最優先
されるように
なってるから
心臓から
左の血管を上って
まず脳へ
そして
右の血管から
下がってきて
全身へとまわるのです。
左の肩がコってる時は
頭への
上り車線が
混んでる。
渋滞
右の肩が
コってる時は
頭からの
下り車線が
混んでる。
渋滞
コリコリ
こみこみ
コリコリ
こみこみ
ひとくちに
「肩コリ」といっても
その「コリ」は
じつは
ふたとおり
あったのです。

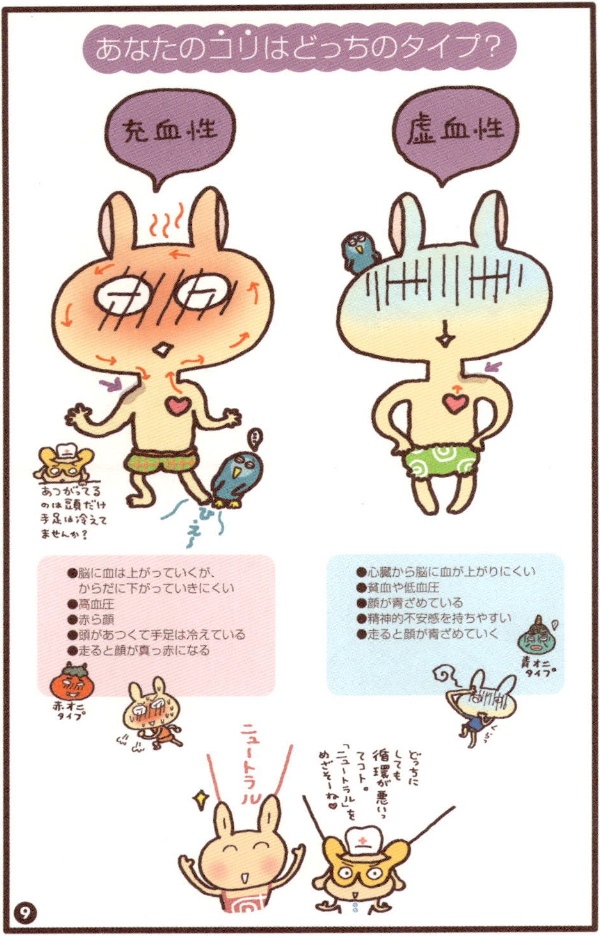
あなたのコリはどっちのタイプ？
充血性
虚血性
あつがってるのは頭だけ手足は冷えてませんか？
ひ〜え〜
●脳に血は上がっていくが、からだに下がっていきにくい
●高血圧
●赤ら顔
●頭があつくて手足は冷えている
●走ると顔が真っ赤になる
赤オニタイプ
●心臓から脳に血が上がりにくい
●貧血や低血圧
●顔が青ざめている
●精神的不安感を持ちやすい
●走ると顔が青ざめていく
青オニタイプ
ニュートラル
どっちにしても循環が悪いってコト。「ニュートラル」をめざそーね
9

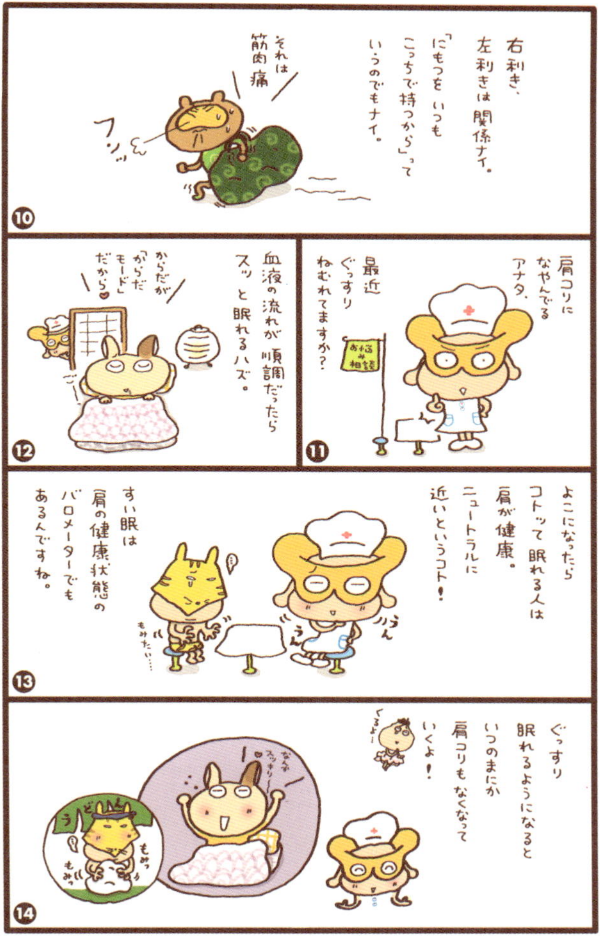
右利き、左利きは関係ナイ。
「にもつを いつも こっちで持つから」って いうのでもナイ。
それは筋肉痛
フンッ
肩コリになやんでるアナタ、
最近ぐっすりねむれてますか？
お悩み相談
血液の流れが順調だったらスッと眠れるハズ。
からだが「からだモード」だから♡
ごー
よこになったらコトッて眠れる人は肩が健康。
ニュートラルに近いというコト！
うん
うん
もみたい…
すい眠は肩の健康状態のバロメーターでもあるんですね。
ぐっすり眠れるようになるといつのまにか肩コリもなくなっていくよ！
くるよ～
なんかスッキリ～
うどん
もみっ
もみっ

# 肩こりさんの

## アナタのためのメニュー

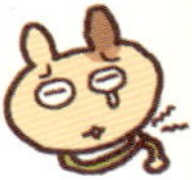

つらーい肩こり、あきらめずにトライしてみて！

Menu #1

## 肩まわりをあたためる

肩こり、首のこり、目の疲れに

1

ひじを曲げて、手・ひじ・肩を水平にセットします。

2

その位置から30回程
ひじをうしろに引きます。
ひじの高さが
下がらないように注意して、
背中をはさんで
肩甲骨がしまるような
感じで動かしましょう。
背中があたたまってきます。

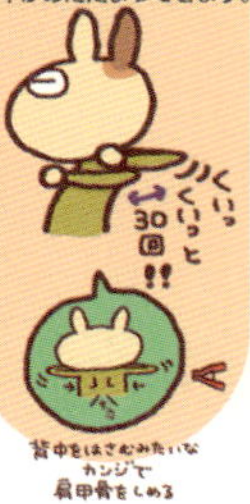
くいっくいっと
30回!!
背中をはさむみたいな
カンジで
肩甲骨をしめる

3

最後に息を吐きながら、
ひじを限界まで引き、
その直後一気に脱力し、
息を吐ききります。

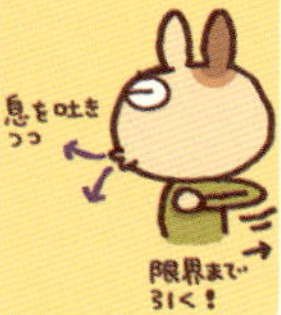
息を吐きつつ
限界まで引く!

4

3を3回くり返します。

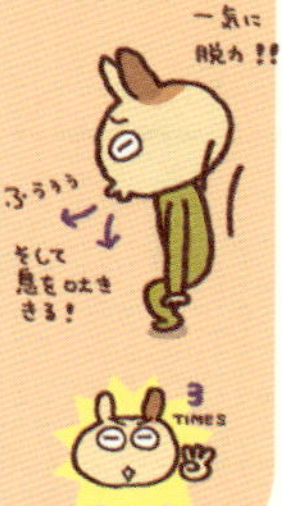
一気に脱力!!
ふぅぅぅ
そして息を吐ききる!
3 TIMES

効能　肩のまわりの筋肉がほぐれ、血行がよくなります。

なぜ？　肩から腕に栄養を送っている血管も肩甲骨の内側を通っています。
肩甲骨が固く張りつくと、神経も血管も圧迫されて
血が通いにくくなり、筋肉痛を引き起こします。
肩甲骨の周辺には小さな筋肉がたくさんあって、
そのつっぱりが肩こりのもとになっているのです。

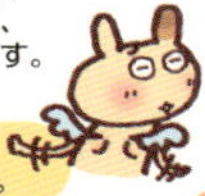

羽根のはえた軽い肩になろう！
引き締まった「二の腕美人」になれるよ。

二人ですれば効果倍増！

Menu #2

# 肩甲骨をはがす

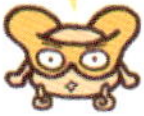
こわがらないで
思い切りやってみてね。

## 肩こり、目の疲れに

このメニューはひとりではできません。
友だちや家族、パートナーに手伝ってもらいましょう。
肩甲骨をつかんで内側に指を入れ、
ゆっくりはがすようにひっぱります。
腕を後ろで組み、からだを少し反らせると、
肩甲骨が浮いてつかみやすくなります。

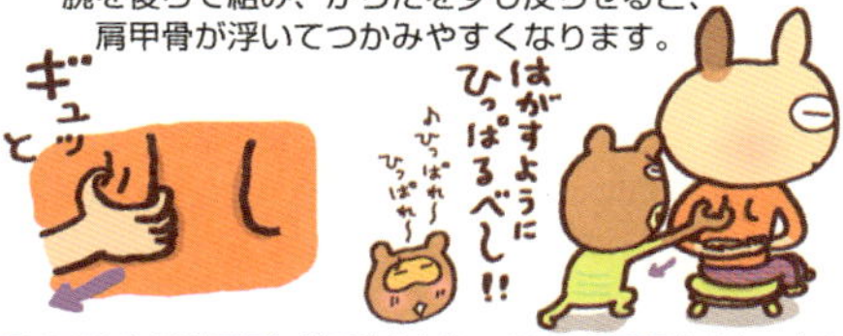
ギュッと
はがすようにひっぱるべし!!
♪ひっぱれ~ ひっぱれ~

効能　目の疲れや運動不足などで動きを失っていた肩甲骨をリセットします。

なぜ？　肩甲骨がはがれて肩の動きがよくなることで、血の循環がよくなり、こりがほぐれていきます。重かった肩が軽くなりますよ。

Menu #3

# オフィスで肩甲骨をゆるめる

## 肩こり、腰痛、目の疲れに

全身スッキリ
リフレッシュ!

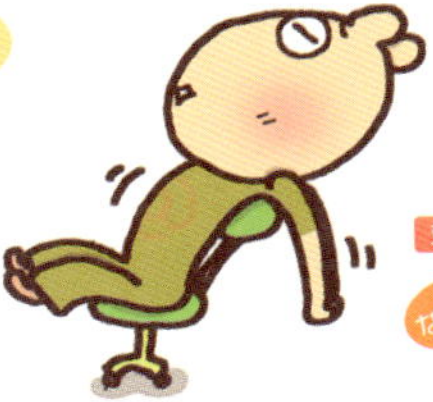

腕を背もたれの後ろにまわし、
背もたれをはさむようにして
肩甲骨を浮かせましょう。
そのままの姿勢でからだを
後ろに反らせて肩甲骨を
背もたれに押しつけます。

効能　肩のまわりの筋肉がほぐれ、血行がよくなります。

なぜ？　肩甲骨と同時に、肩まわりのつっぱった筋肉が刺激されてリフレッシュ。長時間座っていて滞りがちな血液循環もよくなります。上半身があたたまり、からだ全体が軽くなりますよ。

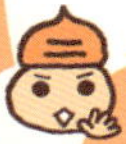
頭が疲れると、肩甲骨がはりつきます。

Menu #4

# 手・指をゆるめる

## キーボードを使う手の疲れや肩こりに

左右の手を組んで、
指と指の間をゆっくりやさしくさすります。

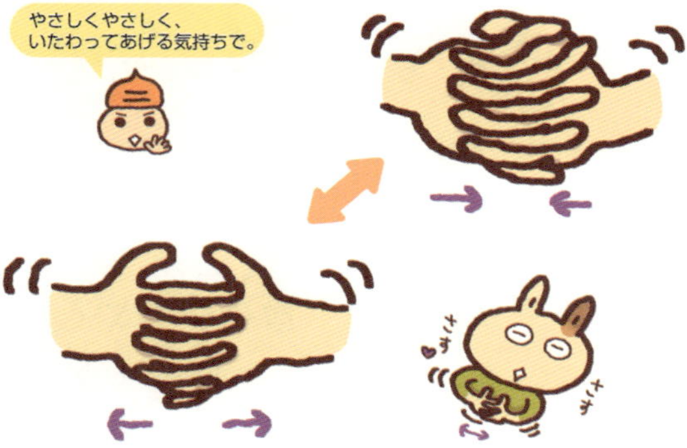
やさしくやさしく、
いたわってあげる気持ちで。
さすさす
さすさす

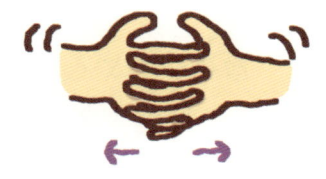

効能　こって滞った指先の血液循環がよくなります。

なぜ？　指の股はコンピュータ作業やデスクワークで
末梢血管が循環不良を起こしやすい場所です。
手や指の血液循環が悪くなることが
意外と肩こりの原因になっていることが多いんです。

二人ですれば効果倍増！

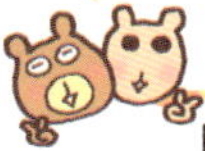

Menu #5

# 上腕部をあたためる

## 腕の血液循環を高める

上腕部の外側に、押すと痛い場所があります。
そこを手のひらでつつみ、3分ほどあたためます。

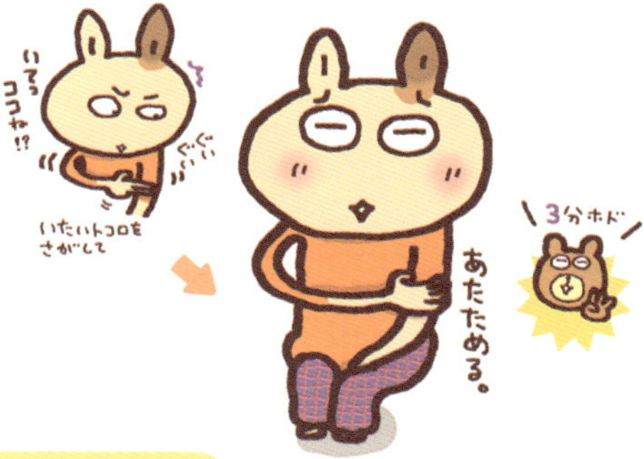
いてっ ココね!?
ぐいぐい
いたいトコロを さがして
あたためる。
3分ホド

ニキビなど皮膚の炎症を
おさえる効果もあるよ。

効能　上腕部の骨髄が刺激されて造血力が上がり、
増えた血液が呼び水となって腕の血のめぐりがよくなります。

なぜ？　骨髄が血液を生産しているからです。

Menu #6

# 肩から指先の血液循環を取り戻す

## まずはチェックしてみよう！

左右の手を組んでぐるっとねじった状態で、
指を一本一本動かしてみましょう。
動かそうと思った指が動かないアナタは血液循環がかなり悪くなっている？

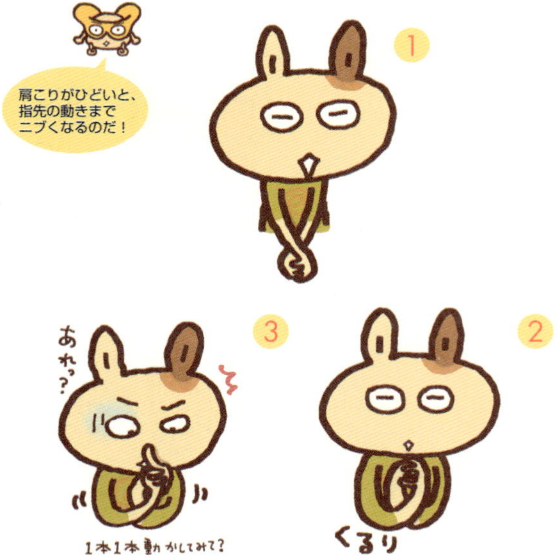
肩こりがひどいと、
指先の動きまで
ニブくなるのだ！
1
2
くるり
3
あれっ？
1本1本動かしてみて？

手のひらがピリピリして
敏感になってくるよ。
空気の重さを感じてみて!

## 思った指が動かせなかったアナタは…

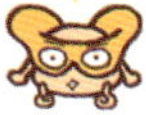

両腕を広げて大きく開いた手のひらで、
からだのまわりの空気を動かしましょう。
お湯をかきまぜるような感じでゆっくりと、30往復くり返します。

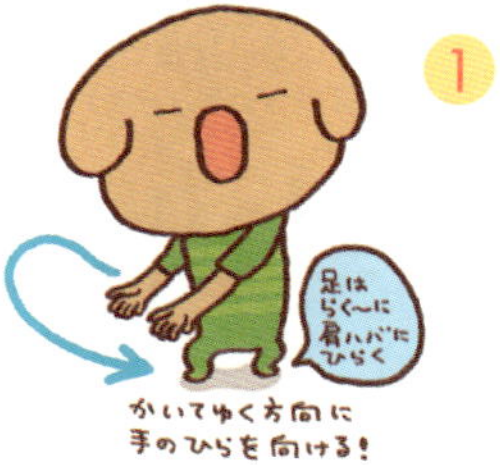
1
足は
らく〜に
肩ハバに
ひらく
かいてゆく方向に
手のひらを向ける!

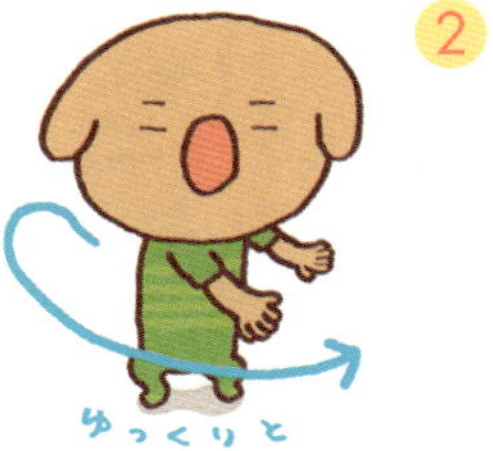
2
ゆっくりと

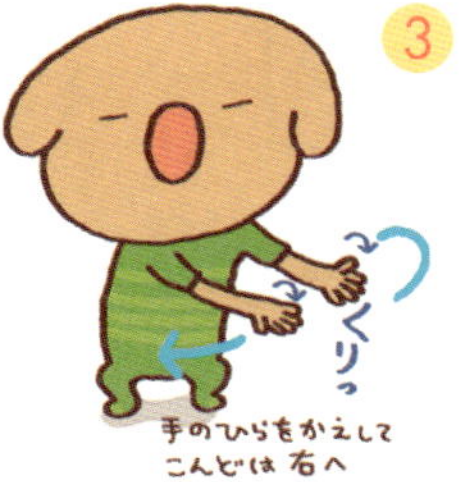
3
くりっ
手のひらをかえして
こんどは右へ

効能　頭・肩から腕や指先の血液循環がよくなります。

なぜ?　手のひらが敏感になるということは血液循環もよくなった証拠です。

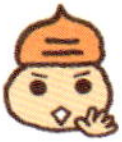

なんと、脳こうそくのリハビリにも有効です。

Menu #7

# 腕湯

**肩こり、肩の冷え、皮膚の乾燥、肌あれ、神経の緊張にも**

洗面台に45〜47度のお湯をはります。腕を軽く組んで、
ひじから10センチくらい上までお湯につけます。
2〜3分。額や首筋がうっすらと汗ばめば、終了。

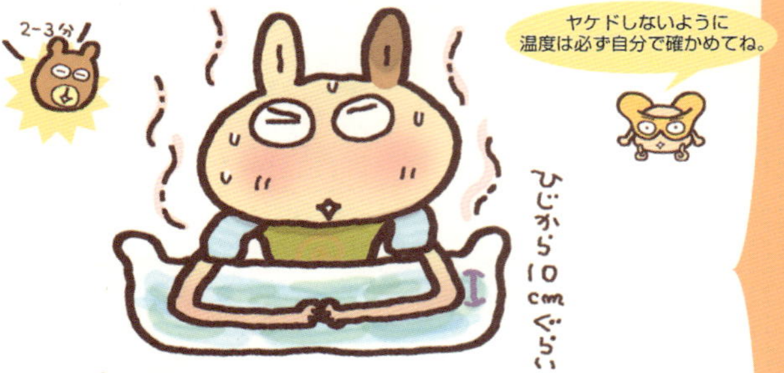
2-3分
ヤケドしないように
温度は必ず自分で確かめてね。
ひじから10cmぐらい

効能　ひじから指先までをあたためることで、
とどこおった肩の血の巡りを取り戻します。

なぜ？　充血性の肩こりの場合、腕や手が冷えているはずです。
冷えている場所をあたためることにより、
充血している場所から血がまわり、汗が出はじめます。

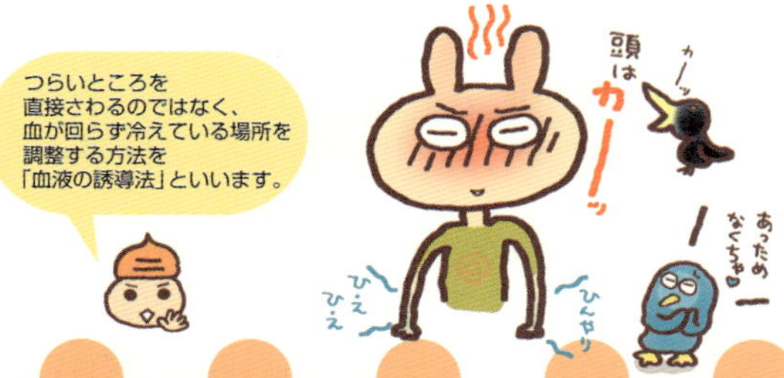
つらいところを
直接さわるのではなく、
血が回らず冷えている場所を
調整する方法を
「血液の誘導法」といいます。
頭はカーーッ
ひえひえ
ひんやり
あっためなくちゃ♡

Menu #8

# 首のしっぽをあたためる

肩こり、肩の冷え、風邪、皮膚の乾燥、肌あれ、神経の緊張にも

## ホットパックを首すじにのせます

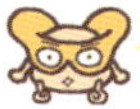
ほわっと
気持ちが
よくなるよ!

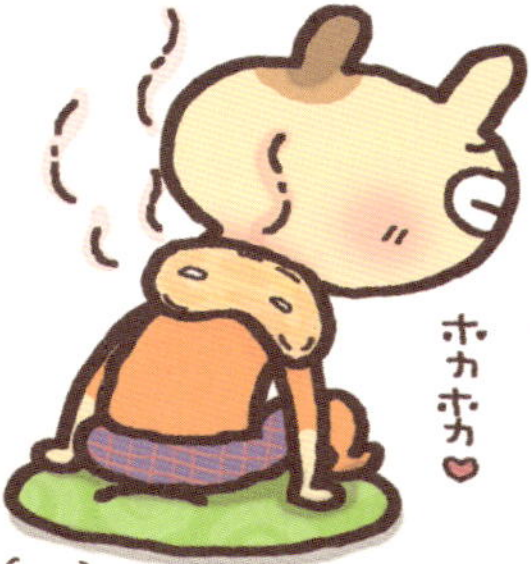
ホカホカ

効能　直接、首から肩にかけての血の巡りをよくします。冷えたり固くなったりして鈍ってきた「首のしっぽ」の感性を取り戻すと、自律神経が調律されて、からだの温度調節機能など皮膚感覚も回復します。

なぜ？　「首のしっぽ」は自律神経の中枢です。風邪をひくと、まずここがぞくぞくします。「首のしっぽ」周辺の筋肉がしなやかさを失って固くなると、からだの防衛力が低下するからです。
「首のしっぽ」の感性を磨くことは、本来あるべきからだの感受性を目覚めさせることにもなるのです。

## 「首のしっぽ」って何？

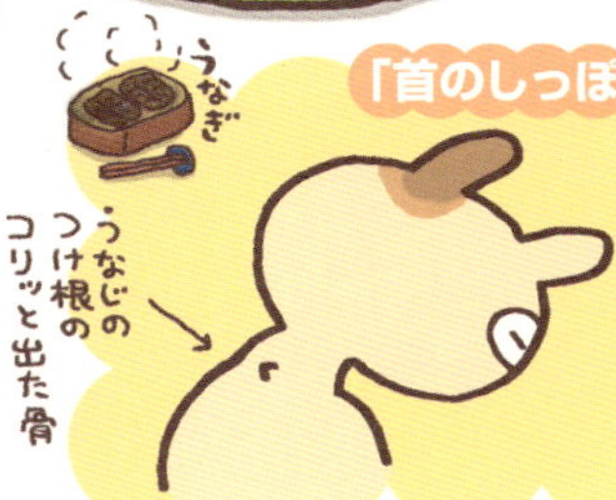
うなぎ
うなじのつけ根のコリッと出た骨

首の後ろの、とび出している骨が「首のしっぽ」です。
あたためるときは、この骨を中心にして手のひらひとつ分をあたためましょう。

風邪をひいた時の「ぞくぞく」は、冷えて固くなっていたしっぽのまわりの筋肉に血が回ってきた証拠。人のからだは熱が出てはじめて冷えている部分に気づきます。風邪をひくことは首のしなやかさを取り戻すきっかけにもなるんだよ！

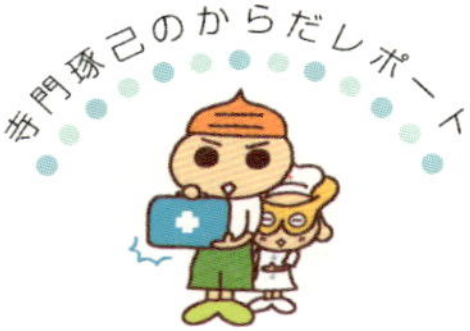


## おみこしと肩こり

季節の変わり目に体調をくずす経験をしたことのある人は多いと思います。日本には春と秋にお祭りがたくさんあります。昔から日本人は、お祭りで大騒ぎすることによって体を調整してきました。たくさん動いて大汗をかくことで大幅な気圧の変化とか気候の変化に順応させることができるのです。おみこしを担ぐのなんかは、肩こりの治療にはもってこいです。どんどん首や肩まわりから大汗かいて、普段使わないような力を使って。都会に暮らしていれば樹に実る果物や野菜をもいだりすることもなかなかできないし、ひじを肩の関節より上に上げることが少ない生活になってしまっています。腕は下にさげている状態が自然で楽だと思いがちですが、実はそうではないのです。さげたままでいれば当然循環は悪くなってしまいます。からだはより高いところに血がいくようにできています。止血のときに心臓より高いところに上げて血を止めるのは、循環がよくなって止血因子（血しょう、血小板、白血球など）が集合しやすくなるからです。血がこなくなるから血が止まるわけではないんです。循環をよくするためのひじや肩まわりの運動は、肩こりの解消には有効です。もちろん水泳なんかはとってもいいし、ぶどう狩りに行くのもいい。洗濯物を干すのもいいんですよ。日常生活の中で、腕を高く上げる意識をどこかに持っていれば、肩こりはずいぶん解消されると思います。

# 頭・痛

zutsu

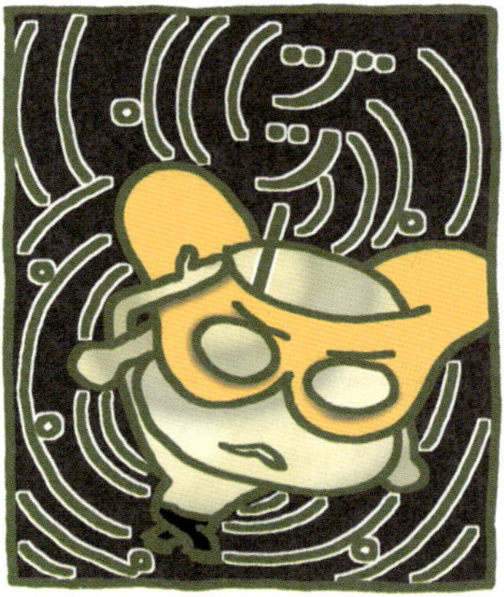

頭痛ってどうして起こるの？　実はキモチと深い関係があるのです。心とからだをリラックスさせて、頭痛持ちの自分とサヨナラしよう。

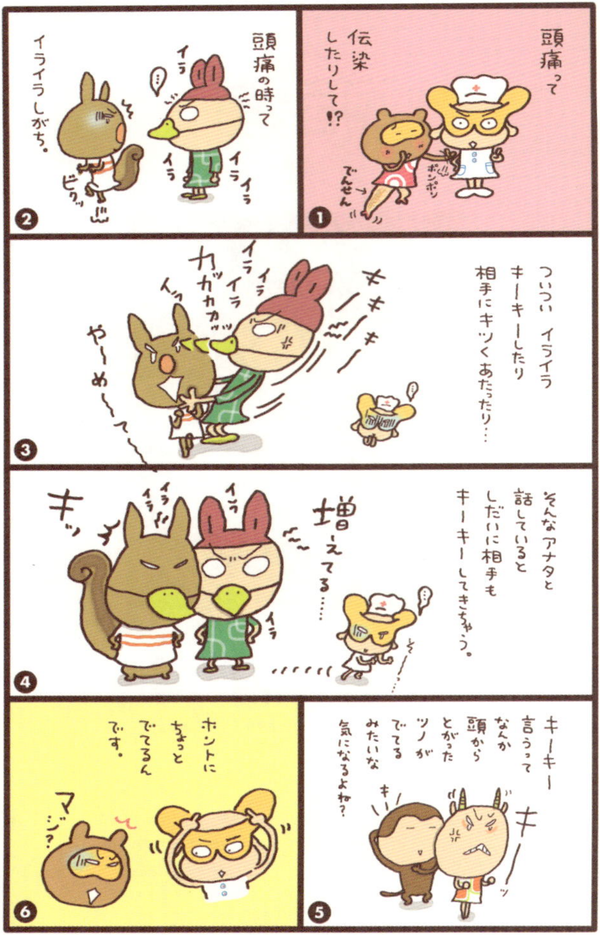
頭痛って
伝染したりして!?
でんせん
ポンポン
頭痛の時って
イライラしがち。
イラ
イラ
イラ
イラ
ビクッ
ついつい イライラ
キーキーしたり
相手にキツくあたったり…
キキーーー
イラ
イラ
イラ
カッカカカッッ
やーめーてー
そんなアナタと
話していると
しだいに相手も
キーキーしてきちゃう。
増えてる……
キッ
イラ
イラ
イラ
キーキー
言うって
なんか
頭から
とがった
ツノが
でてる
みたいな
気になるよね?
キー
ホントに
ちょっと
でてるんです。
マジ?

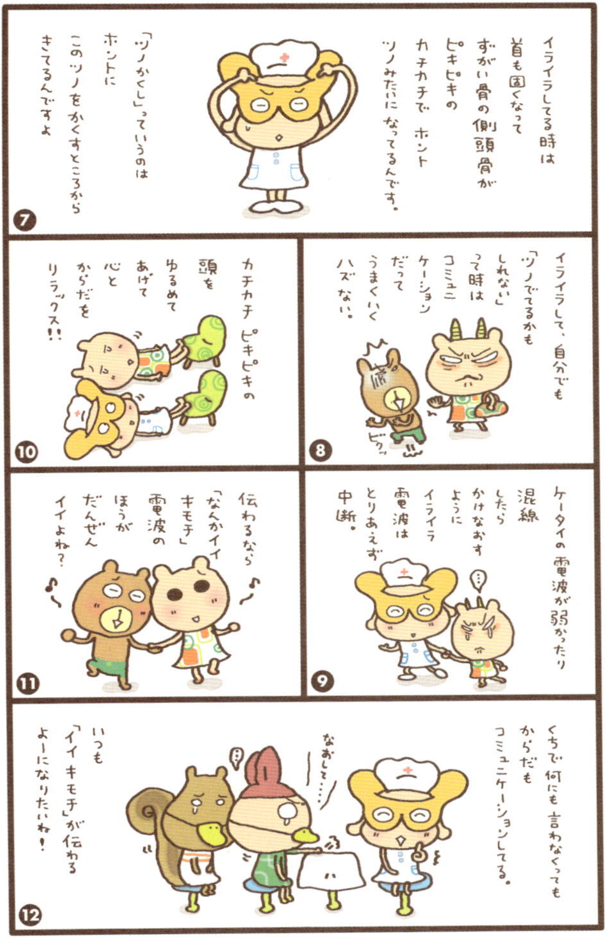

7
イライラしてる時は
首も固くなって
ずがい骨の側頭骨が
ピキピキの
カチカチで ホント
ツノみたいに なってるんです。
「ツノかくし」っていうのは
ホントに
このツノをかくすところから
きてるんですよ
8
イライラして、自分でも
「ツノでてるかも
しれない」
って時は
コミュニ
ケーション
だって
うまくいく
ハズない。
ビクッ
9
ケータイの電波が弱かったり
混線
したら
かけなおす
ように
イライラ
電波は
とりあえず
中断。
10
カチカチ ピキピキの
頭を
ゆるめて
あげて
心と
からだを
リラックス!!
11
伝わるなら
「なんかイイ
キモチ」
電波の
ほうが
だんぜん
イイよね?
12
くちで何にも言わなくっても
からだも
コミュニケーションしてる。
なおして……
いつも
「イイキモチ」が伝わる
よーになりたいね!

# 頭痛持ちの
## アナタのためのメニュー

慢性的な頭痛とさよならして、深い睡眠を

Menu #1

### 手のひらであたため寝

頭痛、偏頭痛、不眠、イライラに。寝違えて首が回らないときにも

手のひらで側頭骨（こめかみの上のあたり）を柔らかく包み、あたためます。
頭の中からじんわりあたたかくなってくるはずです。
左右のより痛い方を下にして、
手の上に頭を乗せるような形でそのまま寝ましょう。

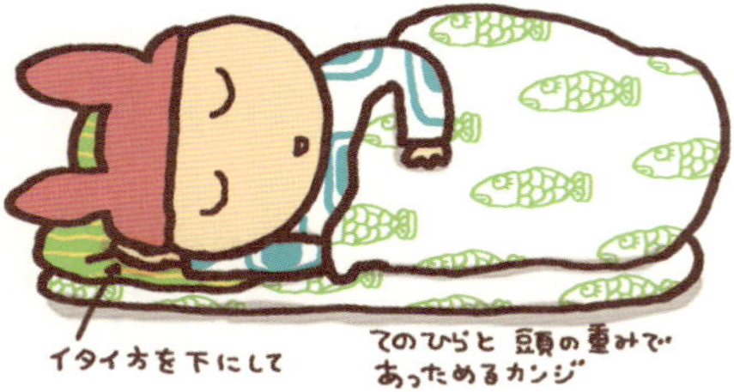

イタイ方を下にして
てのひらと 頭の重みで あっためるカンジ


効能 頭蓋骨の緊張、こわばりをゆるめると、
頭蓋骨のしなやかさが戻り、ゆがみが解消されます。
寝違えたりして首が回らないときにも試してみてください。
不思議ですが、首の痛みもやわらぎます。

なぜ？ 脳は日常の感情的な興奮をうつし出します。
ストレスは脳の入れ物＝頭蓋骨をゆがめます。
ゆがみをとることで、その日のストレスも解消するのです。

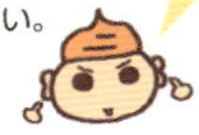

冷え性の人は
耳も一緒にあたためると、
もっと気持ちいいよ。

## 左右のどちらが痛いのか、判定するには？

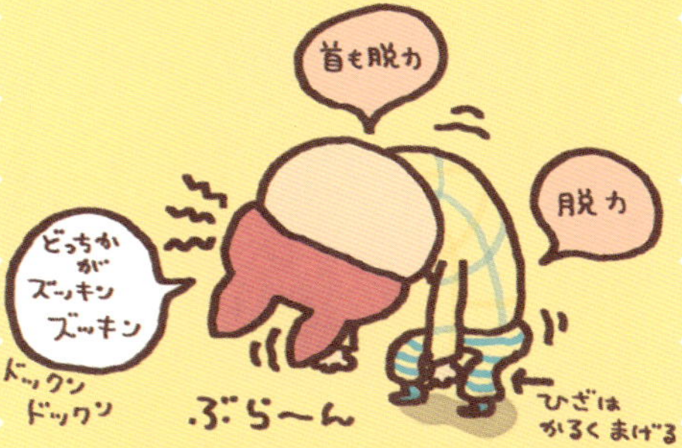
首も脱力
脱力
どっちかがズーッキンズーッキン
ドックンドックン
ぶら〜ん
ひざはかるくまげる

足を肩幅に開いて立ち、ひざの力を抜いて少し曲げた状態で、前かがみに脱力します。手も頭もぶら〜んとしていると、左右のどちらかのより緊張している方の頭がどっくんどっくんしてきます。

# 頭痛持ちの
## アナタのためのメニュー

二人ですれば効果倍増！

Menu #2

# 頭をたたく

お風呂に入りながらすると、
頭からすごい汗が出るよ！

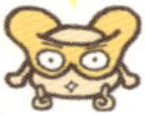

**頭痛、偏頭痛、不眠に**

5本の指先をすべて使って、
耳の中に骨の音がするくらいの軽い力でたたきます。

## 骨を引きしめる効果

1秒間に3回くらいのスピードでたたきましょう。

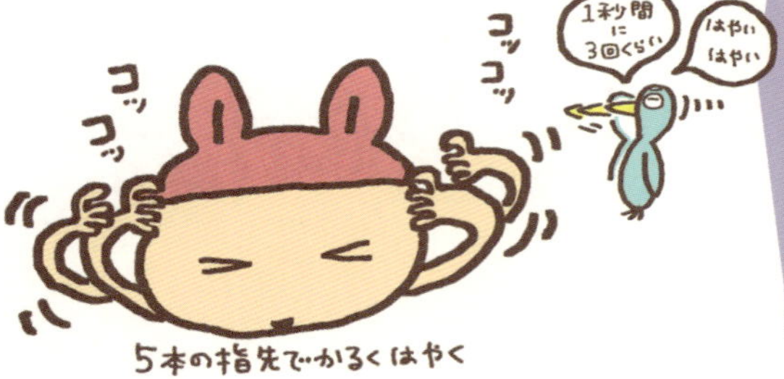

コッ
コッ
コッ
コッ
1秒間に3回くらい
はやい はやい
5本の指先でかるくはやく


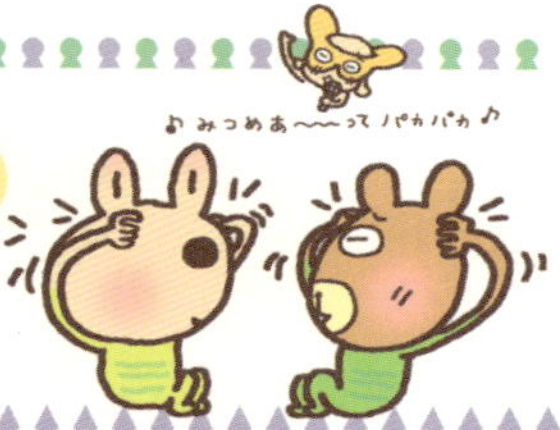

♪みつめあ〜〜って パカパカ♪


好きな人の瞳を見つめてからやってみよう。
パートナーでも友人でも子どもでもOK。

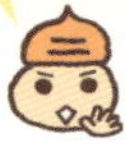

## 骨をゆるめる効果

1秒間に1回くらい、ゆっくりとたたきましょう。

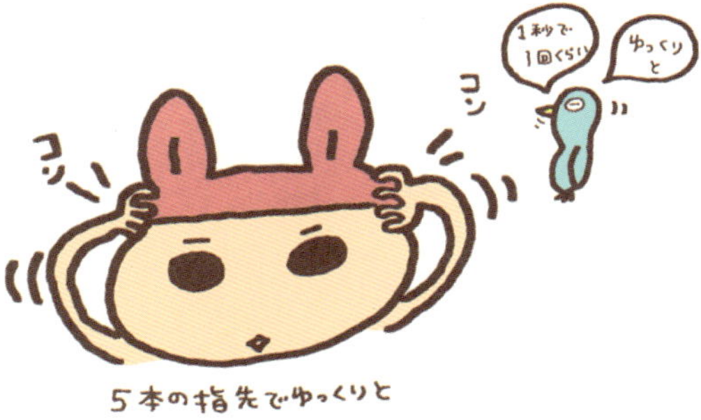
コン
コン
1秒で
1回くらい
ゆっくりと
5本の指先でゆっくりと

効能　たたくことで頭蓋骨のしまり具合を調整します。

なぜ？　頭蓋骨は骨盤と連動して周期的に開閉運動を繰り返しています。
頭蓋骨は固くしまりすぎても、
ゆるみすぎていても開閉運動がうまくいかず、
頭痛や不眠を引き起こします。
たたくことにより、鈍っていた感覚が目を覚まし、
頭蓋骨もすこやかに呼吸しはじめるのです。

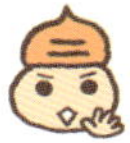

どちらをやったらいいのか
わからない時は、
ポッチャリ型の人は引きしめ、
ヤセ型の人はゆるめてね。

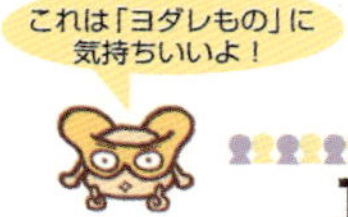
これは「ヨダレもの」に
気持ちいいよ！

Menu #3

# 耳をあたためる

頭痛、全身の疲れに

## ホットパック

ホットパックを直接耳に当ててあたためます。

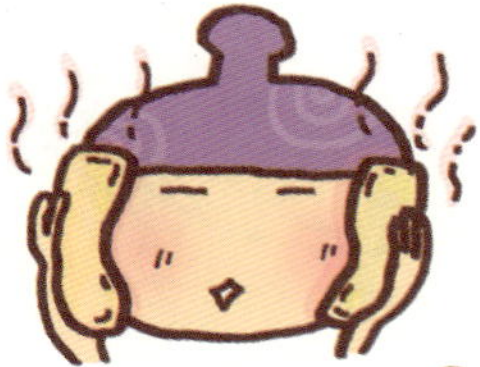

## 耳サンド

両耳を手で前に折りたたみ、そのまま耳を包むようにあたためます。

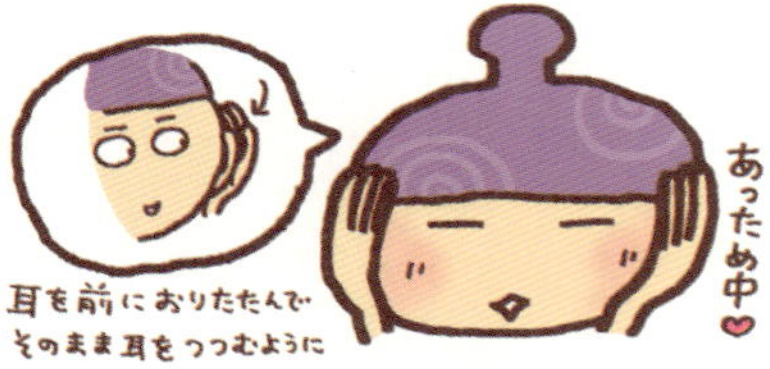
耳を前におりたたんで
そのまま耳をつつむように
あったため中

効能　耳をあたためることで腎臓の血流が戻り、
気力が回復します。手足があたたまり、頭痛も消えます。

なぜ？　末梢の循環がよくなるということは、
頭の中の血圧がさがるということです。

Menu #4

# わきの下と肩甲骨をゆるめる

## 頭痛、肩こり、目の疲れに

両手を後ろに組んで思いっきり伸ばしましょう。

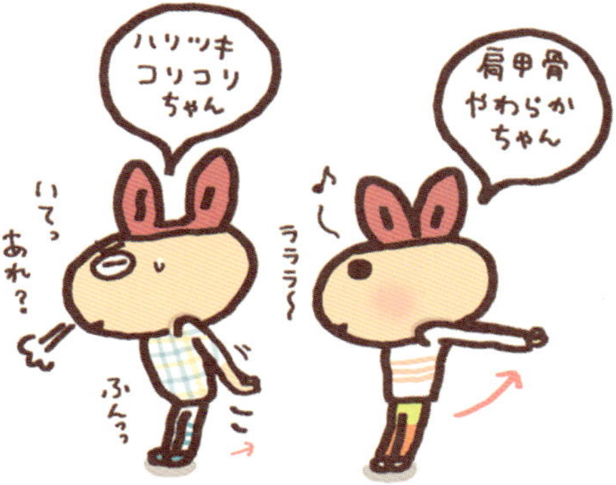
ハリツキ
コリコリ
ちゃん
いてっ
あれ？
ふんっっ
肩甲骨
やわらか
ちゃん
ララ〜

効能　わきの下、肩甲骨を刺激することによって、
肩のまわりの筋肉がほぐれ、頭から肩への血行がよくなります。

なぜ？　頭をフルに使ってからだが緊張すると、
わきの下の小円筋という筋肉がこります。
肩甲骨が固くはりつくと、神経も血管も圧迫されて
血が通いにくくなり、筋肉痛を引き起こします。
わきの下や肩甲骨を動かすことによって血行がよくなり、
頭もスッキリしてくるのです。

肩甲骨が固くはりついているほど
腕は上がりません。チェックしてみよう！

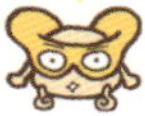
足がポカポカしてくるよ!

Menu #5

# 足あげ

**とにかくリラックスしたい時。
頭が興奮して眠れない時。
肩こりや目の疲れにも**

あおむけに寝て椅子や台などに
かかとをのせて足を伸ばし、
両手を側頭骨に当て、頭をあたためます。

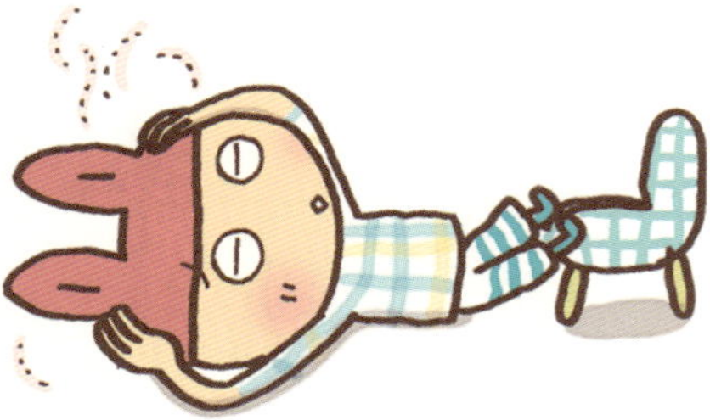

効能　頭にかたよった血がからだ中にまわり出し、
脳の緊張がとけます。

なぜ?　足を上げることにとって、
頭に集まりすぎた血が足に流れていきます。
血の循環がよくなり、ほわんと、
気持ちよくなってきます。
そのまま寝てしまってもOK。
風邪をひかないように、
毛布をかけてくださいね。

Menu #6

# ひじ湯

**デスクワークや勉強、
もろもろの考えすぎで
興奮状態にある脳の緊張をゆるめます**

洗面台に45〜47度くらいのお湯をはります。
ひじの先端だけをお湯につけます。椅子に腰かけて、
頬づえでもつきながらリラックスして3〜5分。
額や首筋がうっすらと汗ばめば、終了。

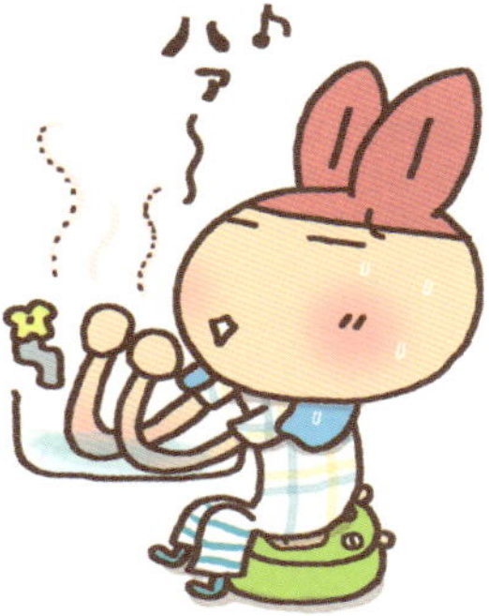


効能　脳の緊張がゆるみ、
心身ともにリラックスできます。

なぜ?　ひじをあたためることで、
頭に集まりすぎた血がすーっとさがり、
全身にまわります。

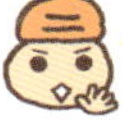

「考える人」のポーズは、
ひじをあたためていたんですね。

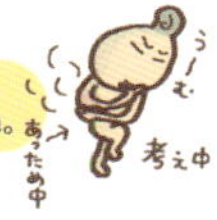

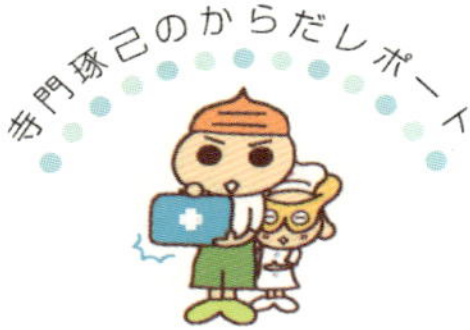


## 骨盤は開閉運動をしています

腰骨と呼ばれている骨盤は、象の耳のような形の二枚の腸骨と三角形の仙骨が、細いピアノ線のように柔らかくて強い靱帯でぐるぐる巻きにされたものです。その骨盤は約二週間かけてゆっくりと開き、また約二週間で閉じます。二枚の腸骨が、仙骨の上をゆっくりと滑って開閉しているのです。個人差はありますが、ひとりひとりのからだはこのサイクルをくり返しています。この「骨盤の開閉運動」が、すべてのからだの動き、リズムの中心にあります。頭蓋骨やあごの骨も骨盤の開閉に連動して動いています。毎日自分の顔を鏡で見ていて、大きく見えたり小さく見えたりすることはありませんか？
これは太ったりやせたりしているわけではなく、骨自体が動いているのです。ストレスなどでこの開閉の動きがなめらかにいかないと、からだに不都合が生じます。偏頭痛の原因はほとんどがこの開閉障害です。睡眠障害も、頭蓋骨がゆがみ、ゆるみにくくなっていることが原因になっています。偏頭痛で悩んでいる人は、寝つきが悪いか目覚めが悪いかの違いがあっても、スッキリとは眠れていないはず。逆に横になるとコトッと眠れる人は血液循環がよく頭蓋骨も健康に動いているということです。実際の骨の動きは見えなくても、自分の睡眠の質が頭蓋骨の開閉状態を知るバロメーターのひとつになります。

# 腰・痛
yotsu

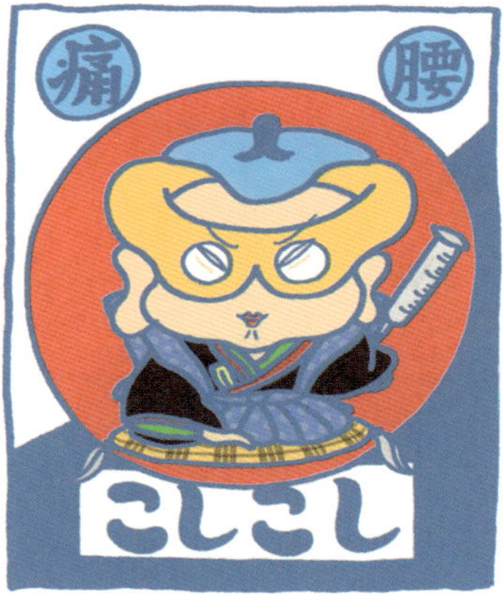


突然襲う腰痛。でも実はその前にいろいろな原因がありそうです。ときどき腰に手を当てて、腰のキモチを聞いてあげてください。

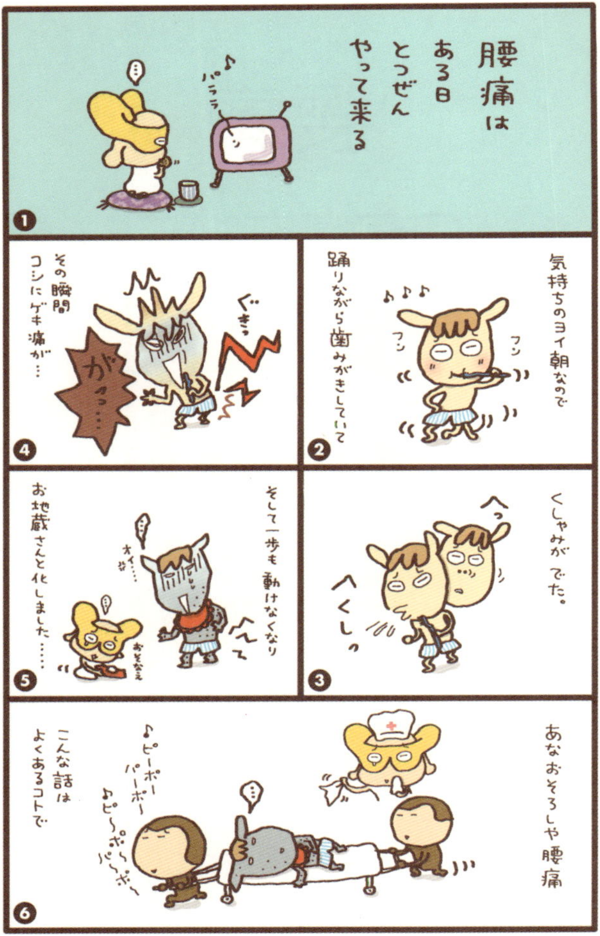
腰痛は
ある日
とつぜん
やって来る
パラララ♪
…
気持ちのヨイ朝なので
踊りながら歯みがきしていて
♪♪♪
フン
フン
くしゃみが でた。
へっ
へくしっ
その瞬間
コシにゲキ痛が……
ぐきっ
がっ……
そして一歩も動けなくなり
お地蔵さんと化しました……
オイ……
おそなえ
あなおそろしや腰痛
こんな話は
よくあるコトで
♪ピーポーパーポー
♪ピ〜ポ〜パ〜ポ〜
…

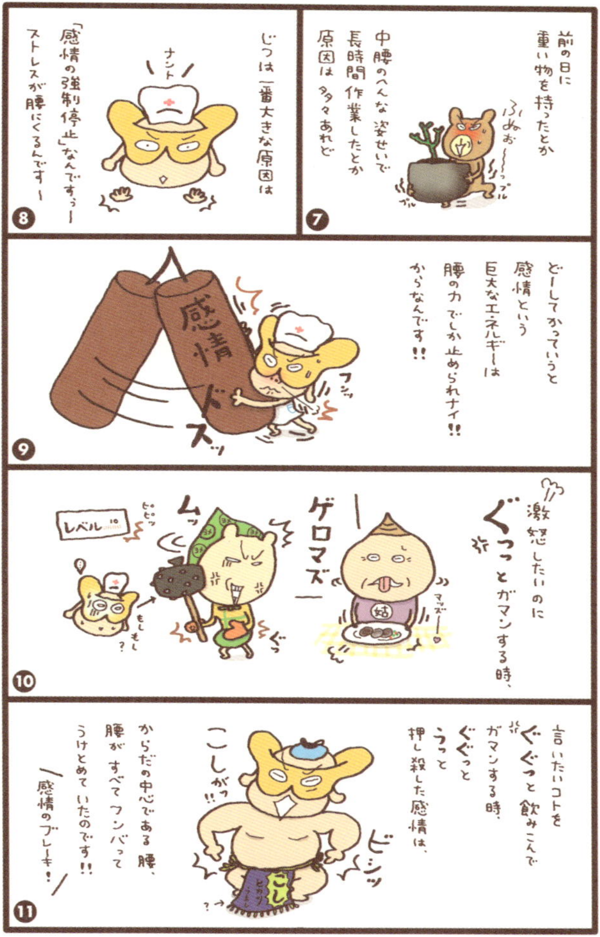
前の日に重い物を持ったとか
ふぬぉ〜〜
プルプル
中腰のへんな姿せいで長時間作業したとか原因は多々あれど
じつは一番大きな原因は
ナント
「感情の強制停止」なんですぅー
ストレスが腰にくるんですー
どーしてかっていうと
感情という
巨大なエネルギーは
腰の力でしか止められナイ!!
からなんです!!
感情
フンッ
ドスッ
激怒したいのに
ぐっっとガマンする時、
ゲロマズー
マッズー♡
姑
ムッ
ぐっ
レベル10
ピピッ
もしもし
?
言いたいコトを
ぐぐっと飲みこんで
ガマンする時、
ぐぐっと
うっと
押し殺した感情は、
こしがっ!!
ビシッ
こし
からだの中心である腰、
腰がすべてフンバって
うけとめていたのです!!
感情のブレーキ!

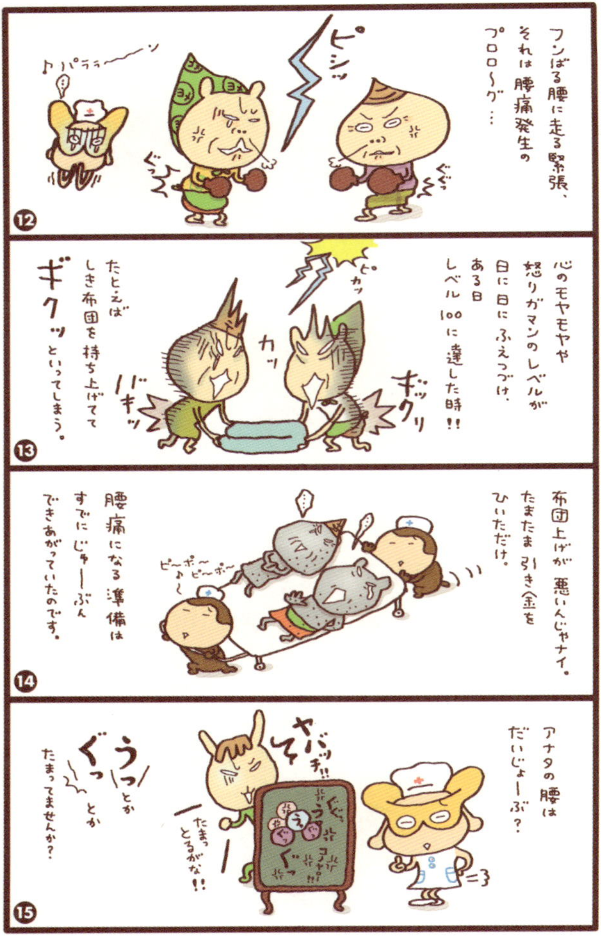
12
フンばる腰に走る緊張、
それは腰痛発生の
プロローグ…
ピシッ
ぐぐっ
ぐっ
♪パララ〜〜〜ン
13
心のモヤモヤや
怒りガマンのレベルが
日に日にふえつづけ、
ある日
レベル100に達した時!!
ピカッ
カッ
ギックリ
バキッ
たとえば
しき布団を持ち上げてて
ギクッといってしまう。
14
布団上げが悪いんじゃナイ。
たまたま引き金をひいただけ。
ピ〜ポ〜
ピ〜ポ〜
腰痛になる準備は
すでにじゅーぶん
できあがっていたのです。
15
アナタの腰は
だいじょーぶ?
ヤバッチ!!
たまっとるがな!!
うっとか
ぐっとか
たまってませんか?

# 腰痛に苦しんでいる
## アナタのためのメニュー

腰はからだの要。ギクッときたらまず休息を

### ぎっくり腰はまず休む

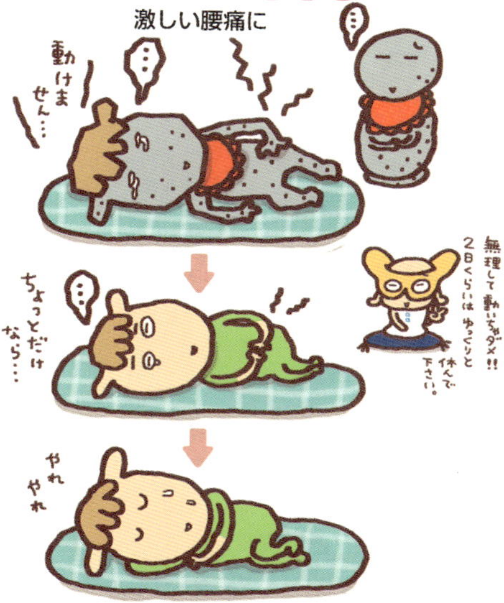
激しい腰痛に
動けません…
ちょっとだけなら…
やれやれ
無理して動いちゃダメ!!
2日くらいはゆっくりと休んで下さい。

まず、いちばん楽な姿勢で寝ます。
腰痛はからだ全体からのSOSです。2日間はゆっくりしましょう。
気持ちのいい姿勢は症状により変化していきます。
その姿勢の変化が疲れをいやし、からだの調整になります。
つっぱった筋を解きほぐしやすい順番に動かしているのです。
からだがオートマチックに調整してくれるんですね。

# 腰痛に苦しんでいる
## アナタのためのメニュー

## 動けるようになったら

腰痛の時は頭モードになっているんだよ！

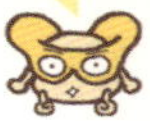

Menu #1

### 足の指の間をさする

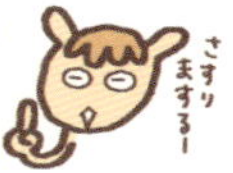
さすりまするー

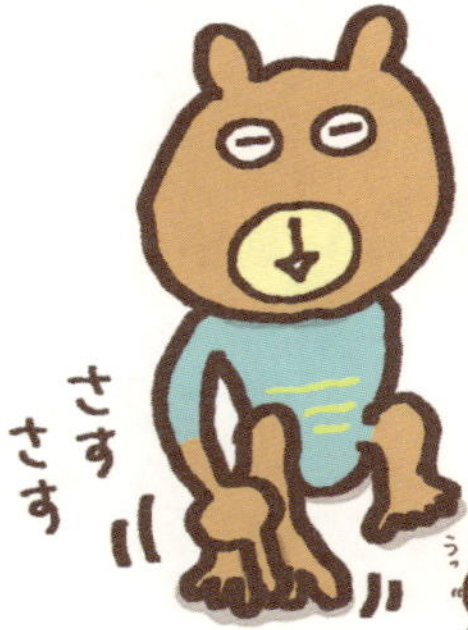
さすさす

足の指の間を気持ちがいいくらいの力でさすります。

効能 骨盤のゆがみと緊張をとります。

なぜ？ 骨盤をゆがませている原因は脳の余分な興奮です。
足指への刺激で脳の興奮がしずまり、腰痛がおさまります。

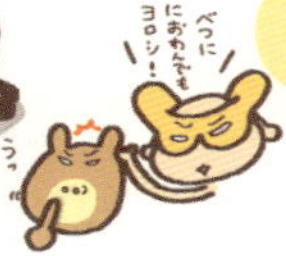
べつにおわんでもヨロシ！
うっ

脳から遠い場所を調整するのが、実はいちばん有効なんです。
これを「身体的テコの原理」といいます。

Menu #2

### 太ももをさする

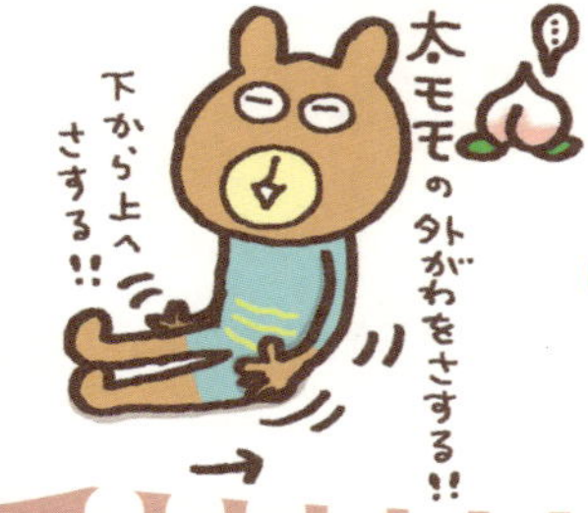
下から上へさする!!
太モモの外がわをさする!!

太ももの外側を下から上に向かってなでます。

効能 太ももの外側の靭帯がゆるみます。

なぜ？ 太ももの内側と外側の靭帯のバランスがくずれると腰痛が起こります。
緊張をゆるめてバランスを調整します。

Menu #3

# バンザーイ・ブラーン体操

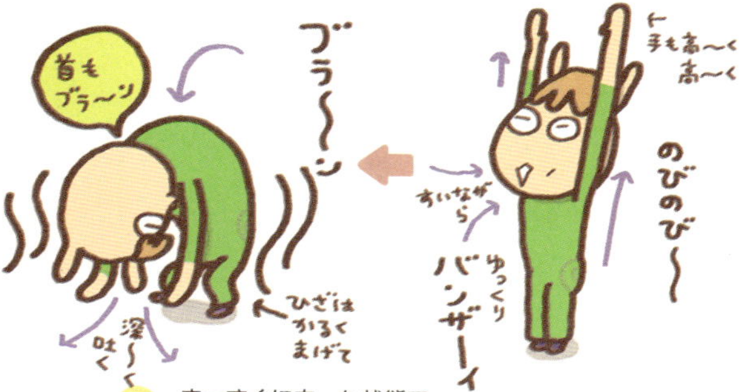
首もブラ～ン
ブラ～～ン
手も高～く
高～く
のびのび～
すいながら
ゆっくり
バンザーイ
ひざはかるくまげて
深～く吐く

1. まっすぐに立った状態で
息を吸いながらゆっくりバンザイします。

2. 息を吐きながら腕をゆっくり下まで降ろして
ぶらーんとします。そのとき、
首に力を入れないようにしてください。

3. これを3回繰り返します。

**効能** 縮みあがった背筋がゆるみます。
背筋の緊張がゆるむと腰痛がおさまります。

**なぜ?** 腰痛をおこしているとき、背筋と腹筋の
バランスはくずれています。
この体操をすることで背筋と
腹筋の均衡がとれます。
そりすぎたりゆるみすぎたりした
骨盤がリセットされます。

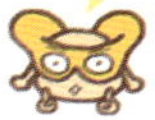
全身スッキリ
リフレッシュ!

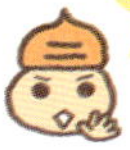
自分の呼吸のスピードに合わせて動かすのがポイント。

Menu #4

# 足首をあたためる

腰痛、頭痛、足のむくみに

## ホットパックで

ホットパックを直接足首に当ててあたためます。
足首をくるむようにして。

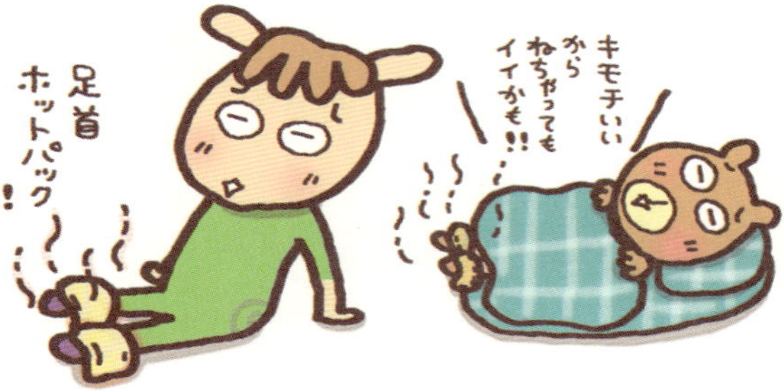
足首
ホットパック!!
キモチいい
から
ねちゃっても
イイかも!!

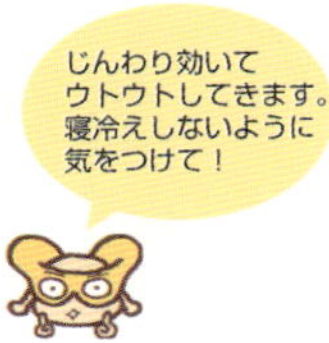
じんわり効いて
ウトウトしてきます。
寝冷えしないように
気をつけて！

# 足湯

バケツなどに45〜47度のお湯をはり、
くるぶしくらいまでお湯につけます。
テレビを見たり、雑誌を読んだりしながら、5分間。
足先は赤くじんじんしているはずです。

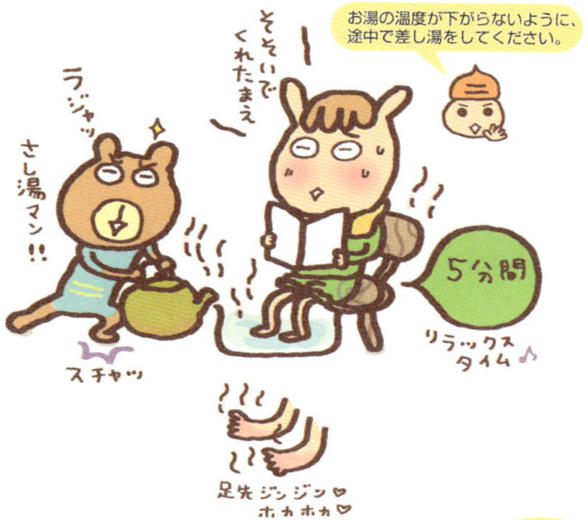
お湯の温度が下がらないように、
途中で差し湯をしてください。
そそいでくれたまえ
ラジャッ
さし湯マン!!
5分間
リラックスタイム♪
スチャッ
足先ジンジン♡
ホカホカ♡

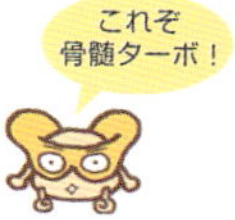
これぞ
骨髄ターボ！

効能 腰があたたまり、痛みが解消します。

なぜ？ 充血して熱くなって痛い腰痛の時、足が冷えています。
冷えている部分をあたためることで、
かかとの骨の骨髄の造血力が上がり、血の循環がよくなります。
冷えていたところはやさしく、愛してあげる感覚で。

Menu #5

# 頬骨をそろえてみる

腰痛、頭痛、イライラに

1

鏡を見て、顔の左右のバランスを見ます。

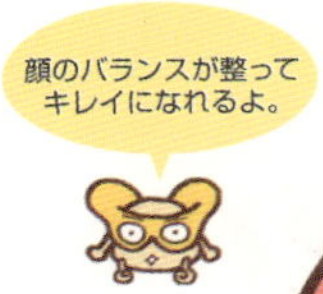
顔のバランスが整って
キレイになれるよ。

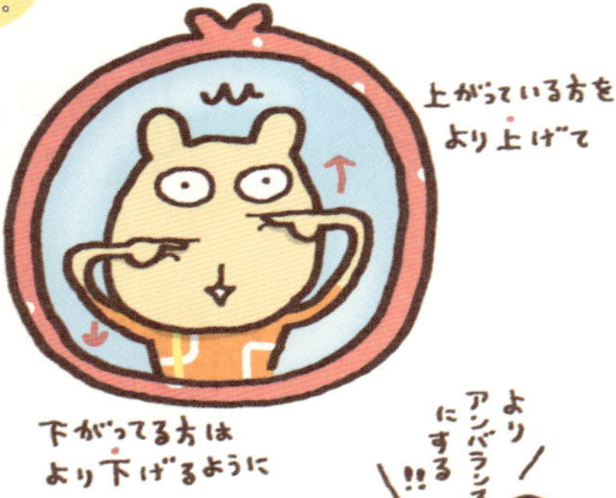
上がっている方を
より上げて
下がってる方は
より下げるように

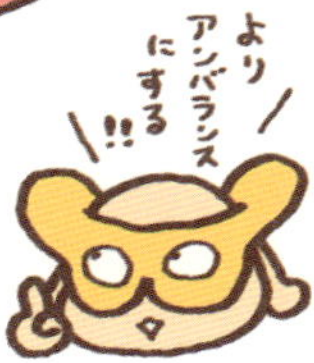
よりアンバランスにする!!

## 2

両手で顔の左右をそれぞれおおい、あたためます。
骨がやわらかく、生きているのを感じてきたら、
下がっている側はより下げ、
上がっている側はより上げます。

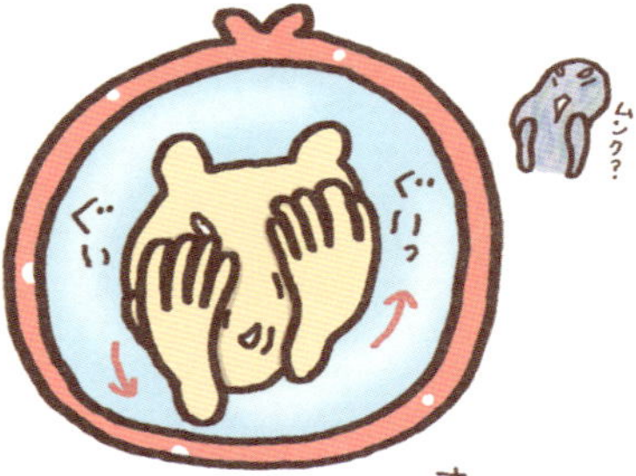
ぐいっ
ぐい
ムンク?

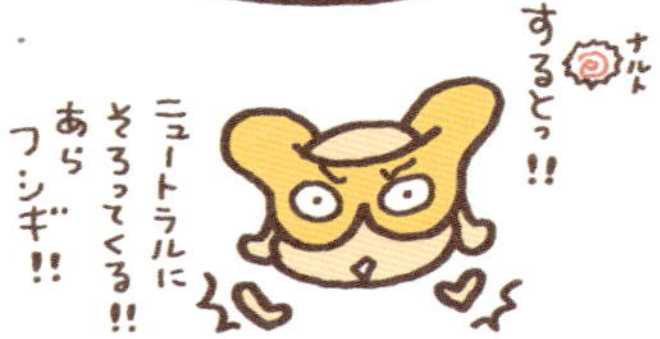
するとっ!!
ナルト
ニュートラルにそろってくる!!
あらフシギ!!

効能　頬骨をそろえることで、骨盤・頭蓋骨が調整されます。

なぜ?　バランスをより崩すことで、からだはアンバランスに気づいてニュートラルな位置に戻ろうとします。
頬骨は骨盤と連動しています。顔のゆがみを戻すことで、骨盤のゆがみを調整できるのです。

頭痛にも効くよ！頬骨を左右そろえると、イライラ防止の効果もあり。

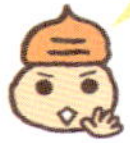

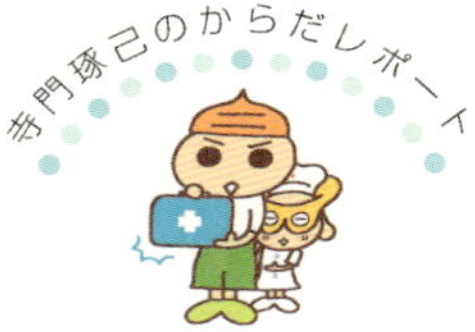


## 高潮期と低潮期

骨盤は生理のはじまりから約二週間かけてゆっくり閉じていきます。この時期を「高潮期」といいます。高潮期を排卵によって越えた骨盤は、今度は生理のはじまりまで約二週間かけてゆっくり開いていきます。この時期を「低潮期」といいます。高潮期のからだはおしりもきゅっとしまり、背中のカーブもきれいで活動的。なんでもテキパキこなせるけれど、いきすぎると「イライラ」にもつながってしまいます。反対に低潮期のからだはおしりも平面的で背すじも直線的。「ダラダラ」していると思われがちですが、この時期は動きまわるより本を読んだり、静かに過ごすのに適しています。つまり、高潮期、低潮期にはそれぞれの過ごし方があるのです。老若男女問わず、からだはこの高潮、低潮の波をくり返しています。いくら動いても疲れない時期があったと思えばからだが重い時期もある。いつも同じコンディションではありえないのです。生理周期やからだの状態から自分の波を知り、乗りこなすことができれば、自分自身にイライラしたりせずに、もっともっと気楽に過ごせるようになります。

# ・冷え・むくみ・だるい

hie・mukumi・darui

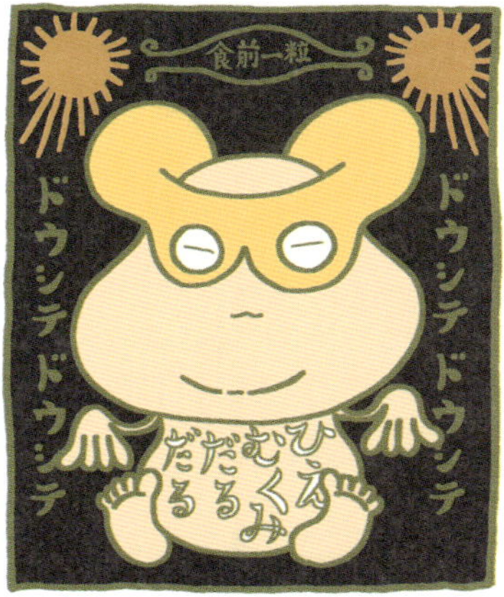


だるーい時、鏡を見ると顔もむくんでいませんか？　手足も冷えていて、やる気も起きなくて、さらにだるくなっていく……。そんな悪循環から抜け出す秘訣、教えます。

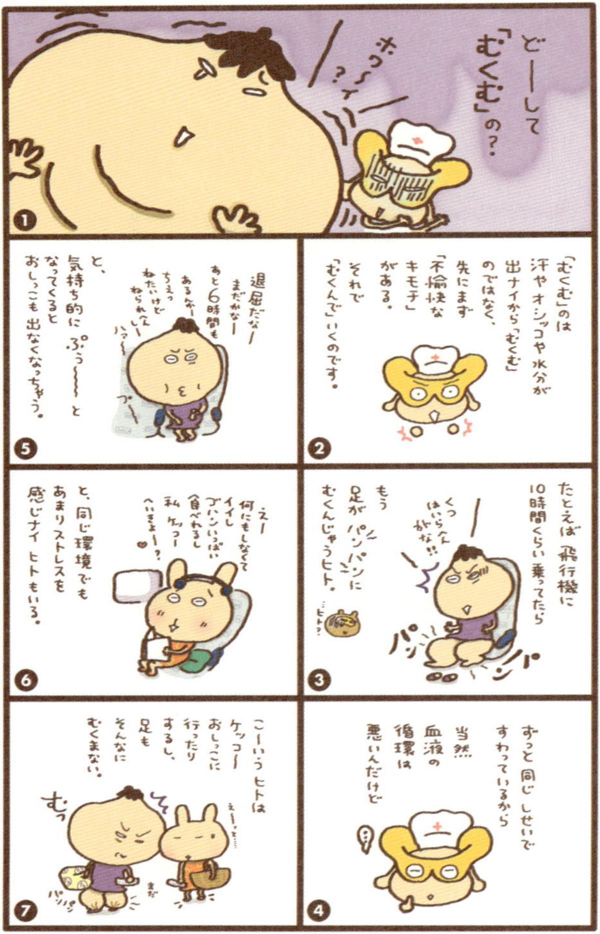
どーーして「むくむ」の？
ホっ〜ィ？
「むくむ」のは
汗やオシッコや水分が
出ナイから「むくむ」
のではなく、
先にまず
「不愉快な
キモチ」
がある。
それで
「むくんで」いくのです。
たとえば飛行機に
10時間くらい乗ってたら
くっ
はいらへんかな!!
もう
足がパンパンに
むくんじゃうヒト。
パン
パン
ずっと同じしせいで
すわっているから
当然
血液の
循環は
悪いんだけど
退屈だなー
まだかなー
あと6時間も
あるんかー
ちぇっ
ねたいけど
ねられへんしー
ハァ〜
ブ〜
と、
気持ち的にぷぅ〜〜〜と
なってくると
おしっこも出なくなっちゃう。
えー
何にもしなくて
イイし
ゴハンいっぱい
食べれるし
私ケッコー
へいきよー？
と、同じ環境でも
あまりストレスを
感じナイヒトもいる。
こーいうヒトは
ケッコー
おしっこに
行ったり
するし、
足も
そんなに
むくまない。
むっ
えー…と…
まだ
パンパン

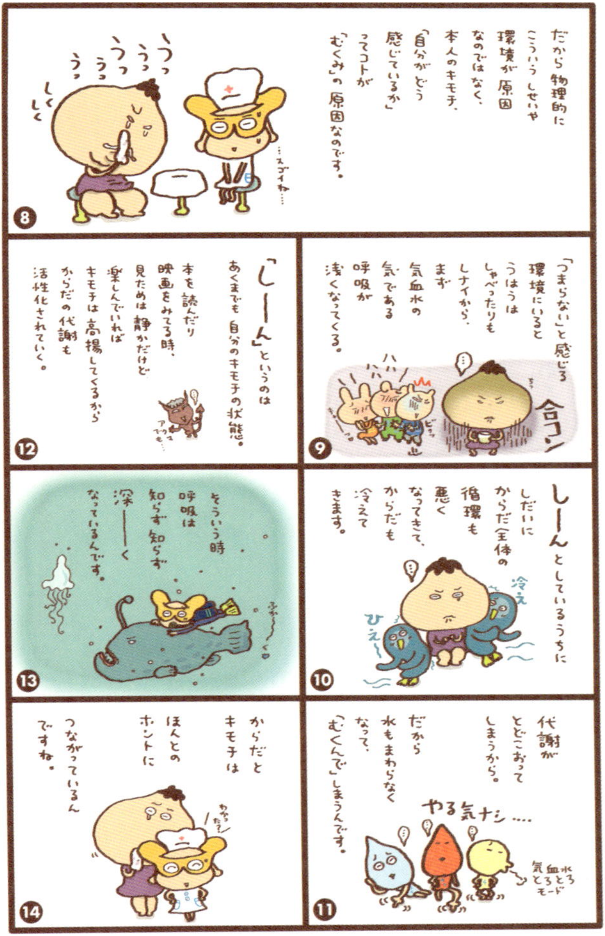
だから物理的に
こういう しせいや
環境が原因
なのではなく、
本人のキモチ、
「自分がどう
感じているか」
ってコトが
「むくみ」の原因なのです。
…スゴイね…
うっ うっ うっ うっ うっ
しく しく
「つまらない」と感じる
環境にいると
うはうはしゃべったりも
しナイから、
まず
気血水の
気である
呼吸が
浅くなってくる。
ハハ ハハ
合コン
しーんとしているうちに
しだいに
からだ全体の
循環も
悪く
なってきて、
からだも
冷えて
きます。
冷え
ひえ〜
代謝が
とどこおって
しまうから。
だから
水もまわらなく
なって、
「むくんで」しまうんです。
やる気ナシ…
気血水 とろとろモード
「しーん」というのは
あくまでも自分のキモチの状態。
本を読んだり
映画をみてる時、
見ためは静かだけど
楽しんでいれば
キモチは高揚してくるから
からだの代謝も
活性化されていく。
アクマでも…
そういう時
呼吸は
知らず知らず
深ーーーく
なっているんです。
ふかーく
からだと
キモチは
ほんとの
ホントに
つながっているん
ですね。

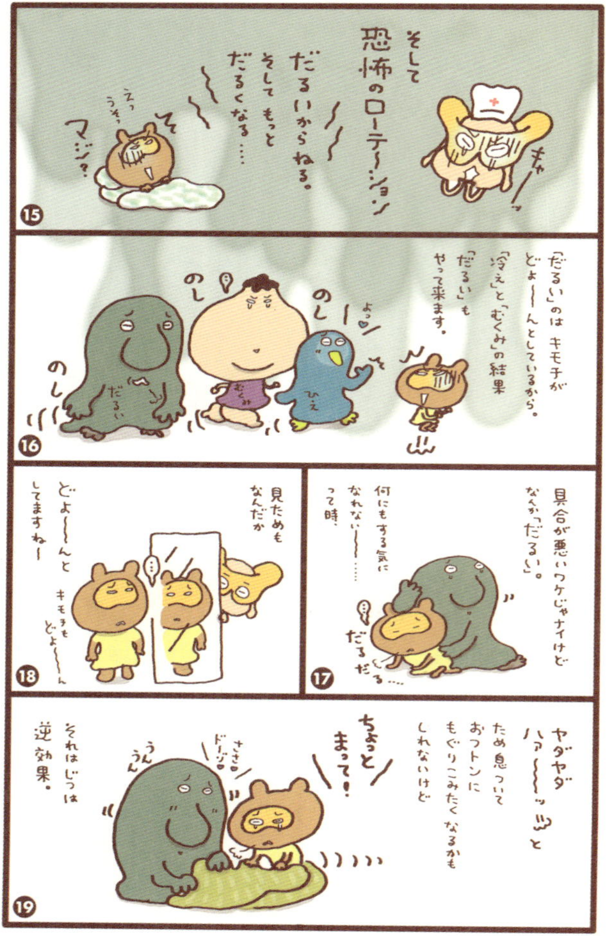
キャ〜ッ
そして
恐怖のローテ〜ション
だるいからねる。
そしてもっと
だるくなる……
えっ うそっ
マジッ?
「だるい」のは キモチが
どよ〜〜んとしているから。
「冷え」と「むくみ」の結果
「だるい」も
やって来ます。
よっ♡
のし
のし
のし
むくみ
ひえ
だるい
具合が悪いワケじゃナイけど
なんか「だるい」。
何にもする気に
なれない〜〜……
って時。
だる だる……
見ためも
なんだか
どよ〜〜んと
してますね〜
キモチも
どよ〜〜ん
ヤダヤダ
ハア〜〜ッと
ため息ついて
おフトンに
もぐりこみたくなるかも
しれないけど
ちょっと
まって!
ささっ
ドーゾ
うん うん
それはじつは
逆効果。

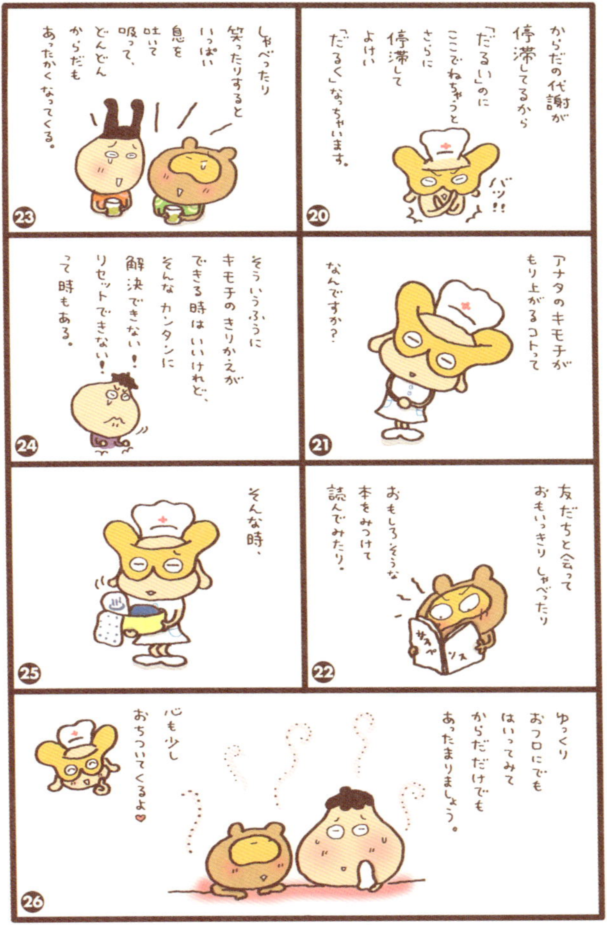
20
からだの代謝が
停滞してるから
「だるい」のに
ここでねちゃうと
さらに
停滞して
よけい
「だるく」なっちゃいます。
バッ!!
21
アナタのキモチが
もり上がるコトって
なんですか?
22
友だちと会って
おもいっきり しゃべったり
おもしろそうな
本をみつけて
読んでみたり。
23
しゃべったり
笑ったりすると
いっぱい
息を
吐いて
吸って、
どんどん
からだも
あったかくなってくる。
24
そういうふうに
キモチのきりかえが
できる時はいいけれど、
そんなカンタンに
解決できない!
リセットできない!
って時もある。
25
そんな時、
26
ゆっくり
おフロにでも
はいってみて
からだだけでも
あったまりましょう。
心も少し
おちついてくるよ♡

# 冷え・むくみ・だるだるの悪循環から抜けられない
## アナタのためのメニュー

**すべては冷えから始まった。まずは気分転換から**

Menu #1

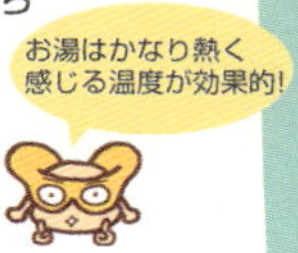
お湯はかなり熱く
感じる温度が効果的!

## 腰湯

**腰の冷え、生理痛、肩こり、偏頭痛、全身の倦怠感などに**

お風呂で気分転換しましょう。45～47度のお湯に腰までつかります。
お湯の量は、おへそが隠れる程度です。
音楽を聞いたり、雑誌を読んだりしながらそのまま5分～15分。
肩の力を抜いてリラックスしてみると、
からだに余計な力が入っていたことに気づきませんか？
寒い季節には長そでTシャツなどを着て
首にタオルをかけて、上半身を冷やさないように。

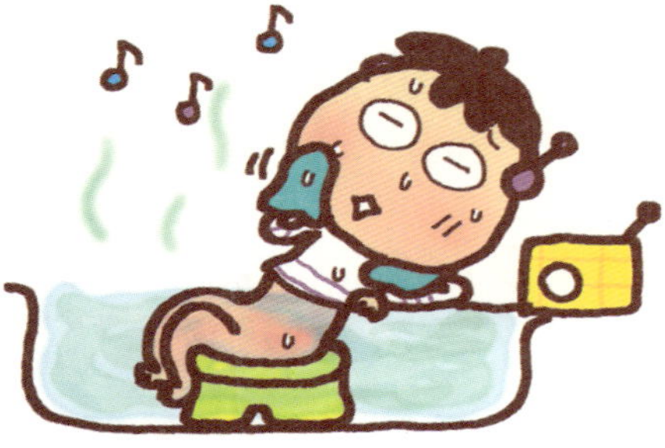

効能　からだがあたたまって代謝がよくなると、余分な水分が汗として出て、冷えとむくみが解消します。結果、だるさもとれてリフレッシュ。

なぜ？　からだに蓄積された疲労を、きちんと汗を出すことで解放することができます。

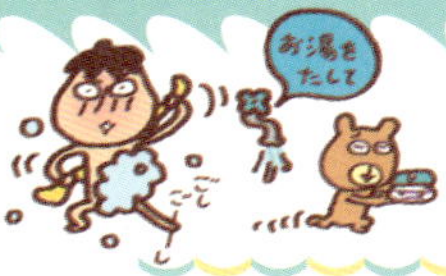
お湯をたして

Menu #2

# 腰湯のあとにタラソテラピー

腰湯のあと、体を洗っている間にお湯を足し、
海水成分配合の入浴剤を入れましょう。
首までゆっくりつかってリラックス。

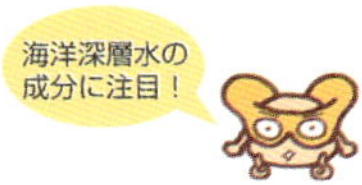
海洋深層水の
成分に注目！

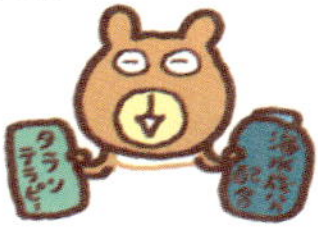
タラソテラピー
海水成分配合

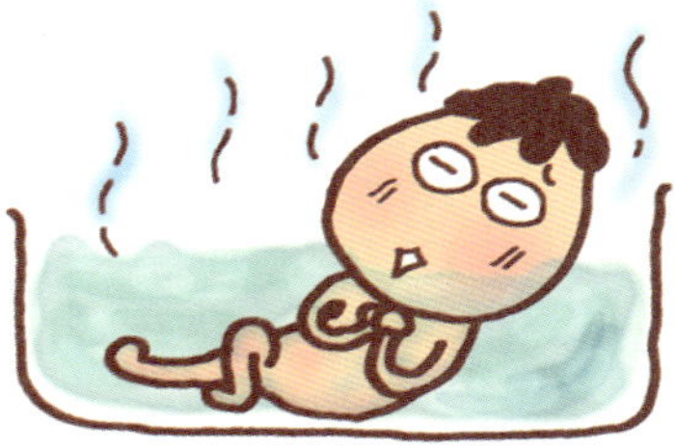

効能　水分代謝が活発になります。

なぜ？　体内のナトリウムとカリウムの
バランスをよくすることで、
代謝機能が円滑になります。

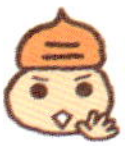

バスタイムは自分を取り戻す大切な時間です。
首のしっぽを冷やさないようにしてね。

Menu #3

# 水含み

## 発汗をうながし、腰湯をより効果的にします

腰湯をしながら、軽くひと口水を含みます。
3分くらいたつと舌の両脇の付け根あたりから、
どろっと濃くなった唾液が出てきます。
吐き捨ててうがいをします。
それを2〜3回続けます。
汗が全身からどっと出てきますよ。

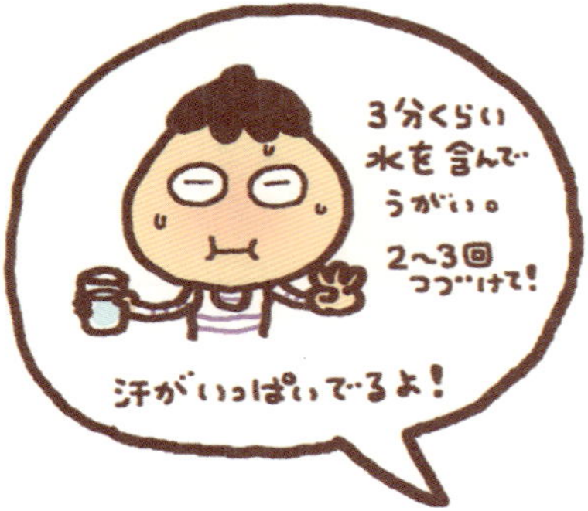
3分くらい
水を含んで
うがい。
2〜3回
つづけて!
汗がいっぱいでるよ!

効能　発汗に加速をつけます。

なぜ?　口の中に水が入っていると、
からだは安心して余分な水分を
体外に出すのです。

Menu #4

## グレープフルーツ

### 冷え・むくみ・便秘・生理痛のお助けフルーツ

フレッシュなグレープフルーツを食べてください。
100%ジュースでもいいですよ。お砂糖は加えないでね。

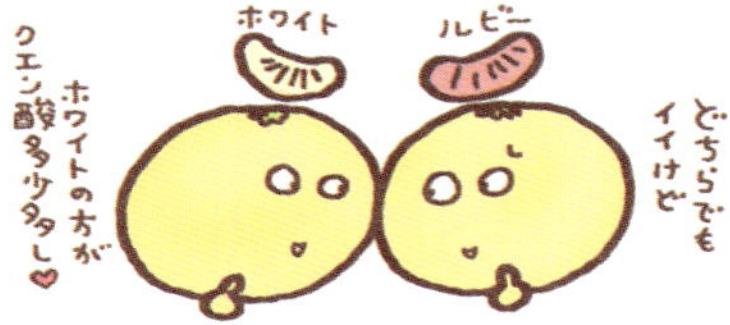
ホワイト
ルビー
ホワイトの方が
クエン酸多少多し
どちらでも
イイけど

すっぱすぎると感じる人は、味覚がかたよっています。食生活を見直してみましょう。

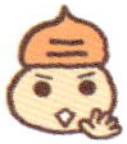

効能 余分なエネルギーを熱に変換して代謝を促進させ、老廃物や余分な水分を捨てやすくします。

なぜ？ グレープフルーツにはクエン酸が多量に含まれています。このクエン酸がからだの基礎代謝速度を上げて、体内のゴミ出しの手伝いをしてくれます。

Menu #5

## イチョウ葉エキス

### 活性酸素の発生を抑えます

最近は錠剤として市販されています。薬店で入手できます。
ドイツでは降血圧剤として処方されているそうです。

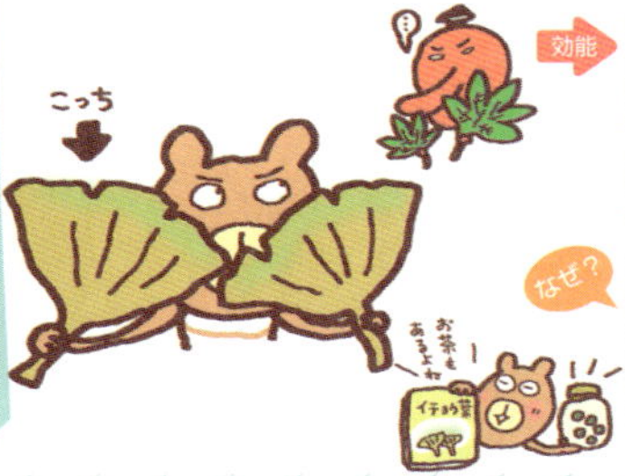
こっち
お茶もあるよネ
イチョウ葉

効能 血液中のコレステロールを減らす作用があります。コレステロールが抑えられるということは、血の流れがよくなることでもあります。結果として、水もたまりにくくなるのです。

なぜ？ イチョウの葉に含まれるエキスは活性酸素の発生率を抑え、消すこともできるそうです。活性酸素はその人がストレス状態に置かれたときにからだの中に発生します。

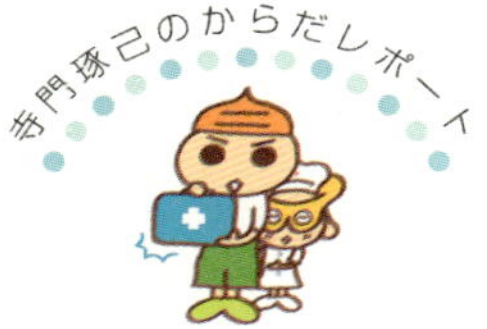


## 顔と声はスーパー言語

声はその人のエッセンスです。顔と声でその人のからだのほとんどのことがわかります。漢方医学では、問診、触診、視診、という三本柱で人のからだを診ます。問診は問う。触診は触る。視診は視る。問診では「昨日はよく眠れましたか？」など他愛のないことを聞きながら、実はその声のトーンを判定しています。かすれているとか、甲高いとか、重いとか。呼吸の状態も声でわかります。息が浅いときの声と深い声は全然違います。人に話すことは十分にあまったエネルギーの発散＝排泄になります。深い呼吸の人と対話をしていくことで自分の呼吸も調律され、整えられていくこともあります。呼吸の深い人と話すことで、自分自身ではたぐり寄せられない深い呼吸を取り戻すことができるのです。逆にキーキー声の人としゃべっていたら、自分もキーキー声になっちゃったりすることもある。声の同調現象が起こるんです。だから、ママがキーキーしてるだけで、家庭内がキーキー状態になってしまう。「はじめに言葉ありき」と言われますが、実は「はじめに音ありき」なのかもしれません。音の波長と物質の波長が同調し、集合した物質が肉体になって、生命が形づくられていくからです。

# 肌あれ
hada are

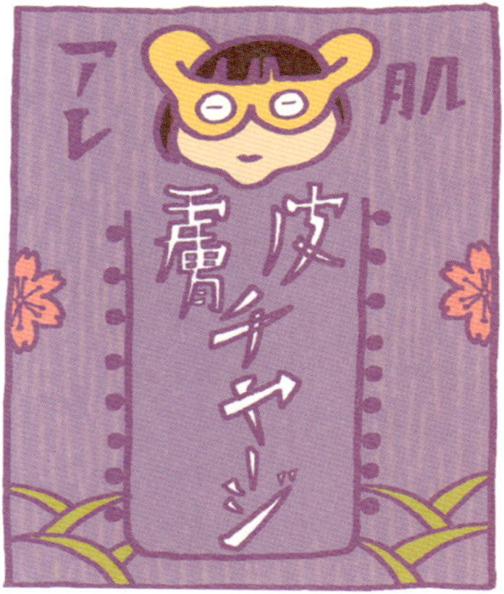


顔には「今の自分」が出ます。イケてない日は気分も沈みがち。お肌のパワーを身につけて、イキイキした自分らしさを手に入れよう。

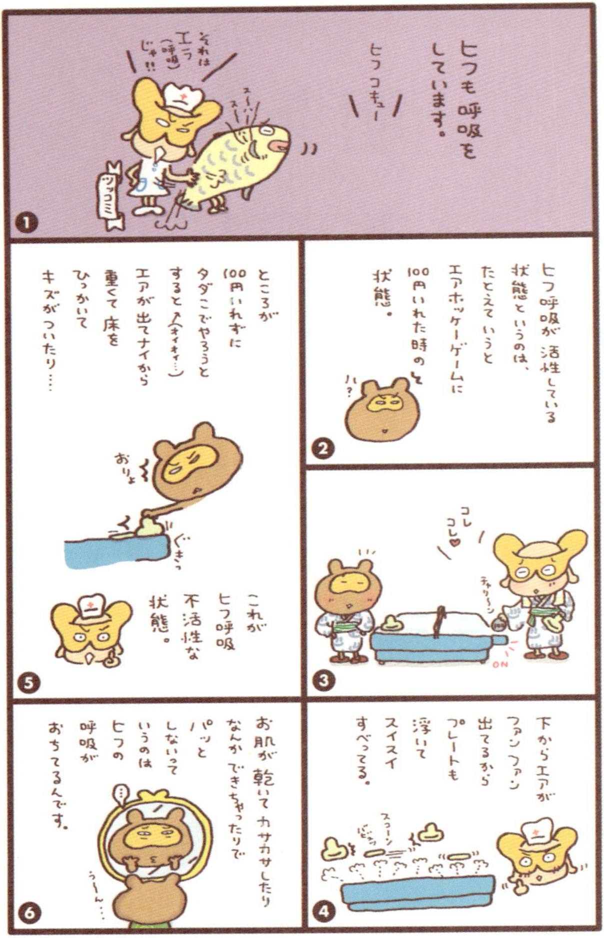
ヒフも呼吸をしています。
ヒフコキュー
それはエラ(呼吸)じゃ!!
ツッコミ
ヒフ呼吸が活性している状態というのは、たとえていうとエアホッケーゲームに100円いれた時の状態。
ハ?
コレコレ♥
チャリ〜ン
ON
下からエアがファンファン出てるからプレートも浮いてスイスイすべってる。
ところが100円いれずにタダでやろうとすると↗(オイオイ…)エアが出てナイから重くて床をひっかいてキズがついたり…
おりょ
ぐきっ
これがヒフ呼吸不活性な状態。
お肌が乾いてカサカサしたりなんかできちゃったりでパッとしないっていうのはヒフの呼吸がおちてるんです。
…
うーん…

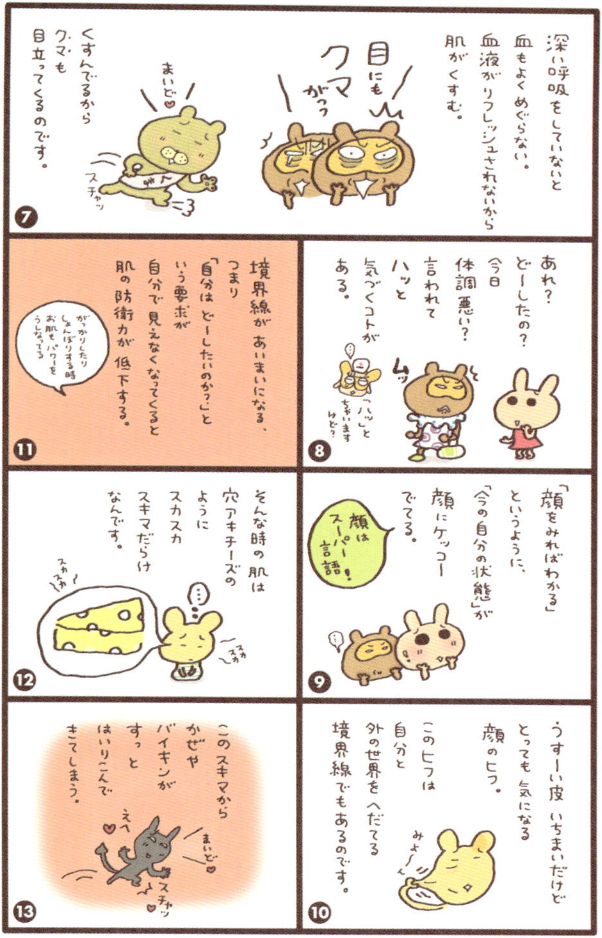
深い呼吸をしていないと
血もよくめぐらない。
血液がリフレッシュされないから
肌がくすむ。
目にもクマがっっ
まいど♥
スチャッ
くすんでるから
クマも
目立ってくるのです。
あれ？
どーしたの？
今日
体調悪い？
言われて
ハッと
気づくコトが
ある。
ムッ
「ハッ」と
ちがいます
けど？
「顔をみればわかる」
というように、
「今の自分の状態」が
顔にケッコー
でてる。
顔は
スーパー言語！
うすーい皮 いちまいだけど
とっても気になる
顔のヒフ。
このヒフは
自分と
外の世界をへだてる
境界線でもあるのです。
みょ〜ん
境界線があいまいになる、
つまり
「自分はどーしたいのか？」と
いう要求が
自分で見えなくなってくると
肌の防衛力が低下する。
がっかりしたり
しょんぼりする時
お肌もパワーを
うしなってる
そんな時の肌は
穴アキチーズの
ように
スカスカ
スキマだらけ
なんです。
スカスカ
スカスカ
このスキマから
かぜや
バイキンが
すっと
はいりこんで
きてしまう。
えへ
まいど♥
スチャッ

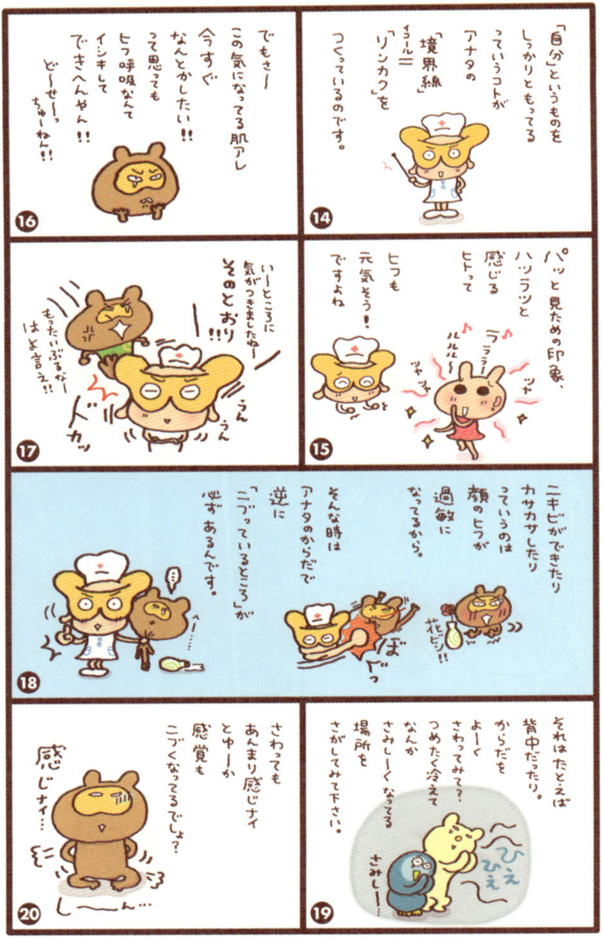

「自分」というものをしっかりともってるっていうコトがアナタの「境界線」イコール＝「リンカク」をつくっているのです。
パッと見ための印象、ハツラツと感じるヒトってヒフも元気そう！ですよね
ルルル〜
ララ
ツヤ
ツヤツヤ
でもさー
この気になってる肌アレ
今すぐなんとかしたい!!
って思ってもヒフ呼吸なんてイシキしてできへんやん!!
どーせーっちゅーねん!!
いーところに気がつきましたねー
そのとおり!!!
もったいぶるなー はよ言え!!
ドカッ
うん
うん
ニキビができたりカサカサしたりっていうのは顔のヒフが過敏になってるから。
そんな時はアナタのからだで逆に「ニブっているところ」が必ずあるんです。
花ビン!!
ぼごっ
へー……
それはたとえば背中だったり。
からだをよーくさわってみて？
つめたく冷えてなんかさみしーくなってる場所をさがしてみて下さい。
ひえ
ひえ
さみしー…
さわってもあんまり感じナイとゆーか感覚もニブくなってるでしょ？
感じナイ…
しーーん…

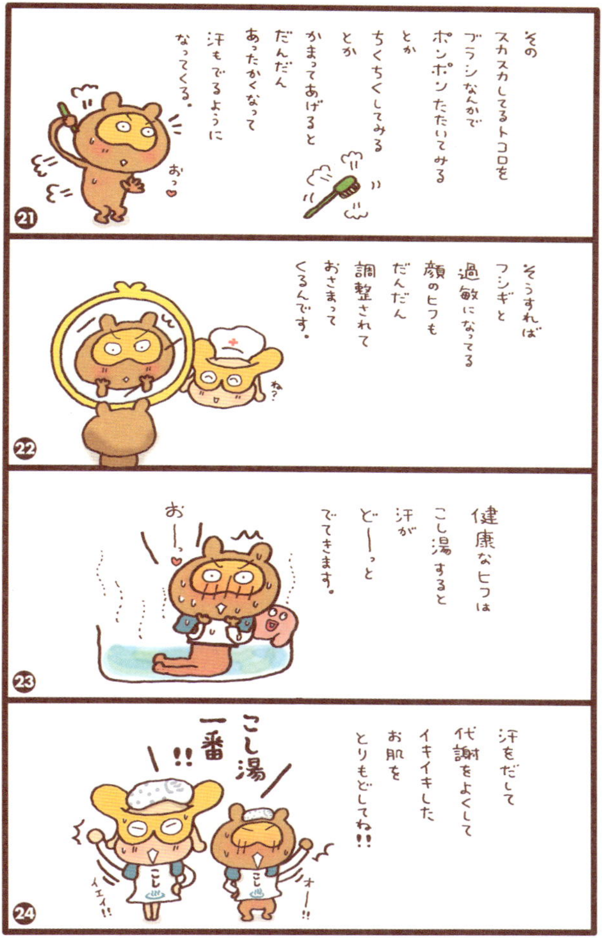

21
その
スカスカしてるトコロを
ブラシなんかで
ポンポンたたいてみる
とか
ちくちくしてみる
とか
かまってあげると
だんだん
あったかくなって
汗もでるように
なってくる。
おっ
22
そうすれば
フシギと
過敏になってる
顔のヒフも
だんだん
調整されて
おさまって
くるんです。
ね?
23
健康なヒフは
こし湯すると
汗が
どーっと
できます。
おーっ
24
汗をだして
代謝をよくして
イキイキした
お肌を
とりもどしてね!!
こし湯一番!!
イエイ!!
オー!!

# ピカピカのお肌になりたい

代謝をよくして
つるつるピカピカ

## アナタのためのメニュー

Menu #1

## 腰湯

**肌あれ、腰の冷え、生理痛、肩こり、
偏頭痛、全身の倦怠感などに**

45〜47度のお湯に腰までつかります。
お湯の量は、おへそが隠れる程度です。
音楽を聞いたり、雑誌を読んだりしながら
5分〜15分。長そでTシャツなどを着て、
首にタオルをかけ、上半身を冷やさないように

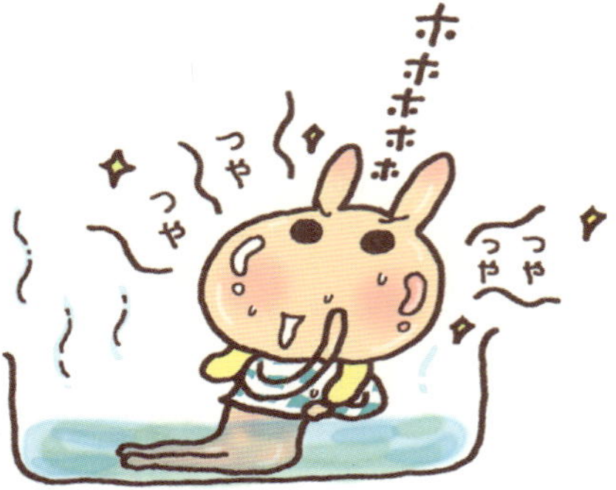


効能 汗とともに老廃物も捨ててつるつるピカピカ。

なぜ？ きちんと汗を出すことで、毛穴も開き、
イキイキとしたお肌になりますよ。

お肌のトラブルには首のしっぽをあたためることが、とにかく大切！

Menu #2

## 腰湯のあとにタラソテラピー

腰湯のあとにお湯を足し、海水成分配合の入浴剤を入れて首までゆっくりつかりましょう。

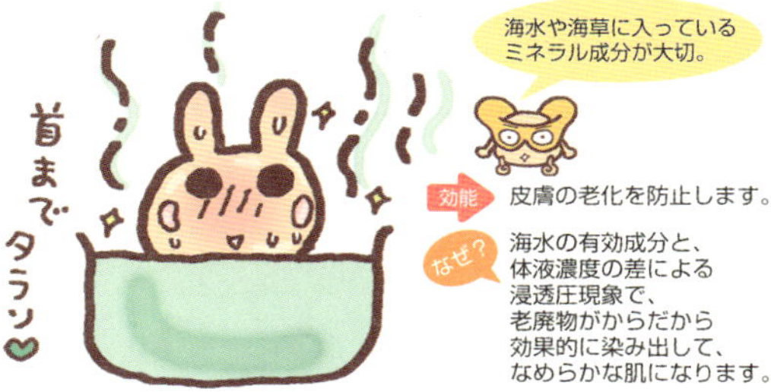

海水や海草に入っているミネラル成分が大切。
首までタラソ


効能 皮膚の老化を防止します。

なぜ？ 海水の有効成分と、体液濃度の差による浸透圧現象で、老廃物がからだから効果的に染み出して、なめらかな肌になります。

Menu #3

## シャワーで刺激する

### 鈍ったお肌が目を覚ます

おふろであたたまっても赤くならないところをさがして、3分間くらい熱めのシャワーをかけます。

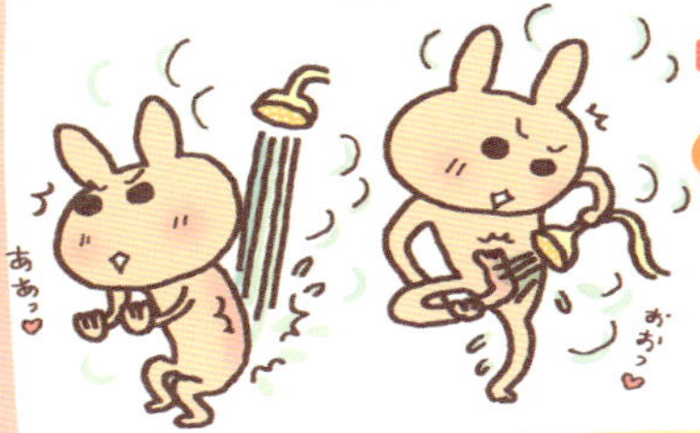

あぁっ
おおっ


効能 感覚が鈍ったお肌が目を覚まします。

なぜ？ おふろであたたまると、肌は赤みを帯びますが、鈍っていてあたたまらない部分は色が変わりません。その部分に熱めのお湯をかけることによって感覚のくもりに気づかせ、活性化させるのです。

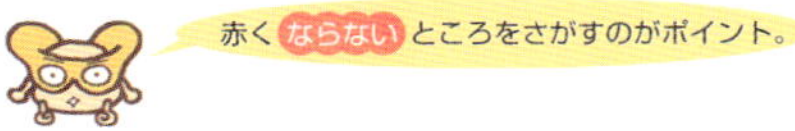

赤くならないところをさがすのがポイント。

試してみてね

# ピカピカのお肌になりたい アナタのためのメニュー

代謝をよくして
つるつるピカピカ

## ふのり、芽かぶなどの海草 ネバネバが効果を発揮

効能 消化器をクリーニングします。

なぜ？ 消化器、特に腸内での潤滑油として機能して、お通じを助けます。

## パイウォーター 細胞内の水に近い

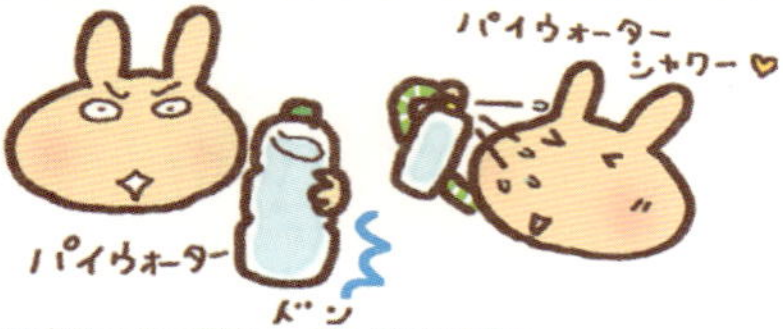


効能 皮膚をイオン活性し、イキイキさせます。

なぜ？ 電気分解された水分子はイオン活性状態にあるので
体内（細胞内）で機能しやすい。だから水分代謝がよくなるのです。

## ザクロ・梅干しの種 エストロゲンが豊富

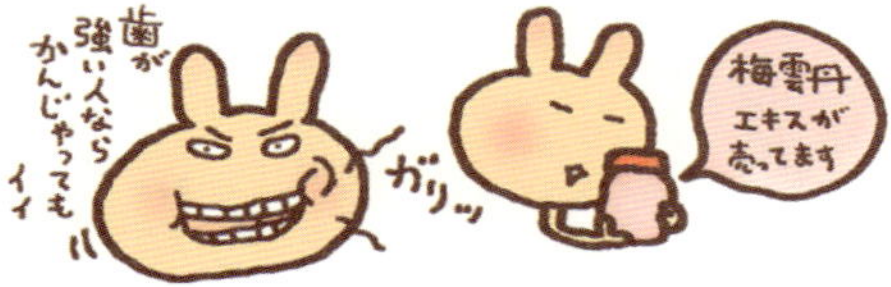


効能 女性ホルモンが活性化し、女性らしい肌になります。
生理痛にも効きます。

なぜ？ エストロゲンという女性ホルモンが豊富で、たくさん摂取することができるのです。特に梅干しの固い種の中に濃密な成分が入っています。
種を割るのは大変ですが、「梅雲丹」という梅のエキスは薬店で入手できます。

Menu #4

# 上腕部をあたためる

## ニキビ、おできなど皮膚の炎症に

上腕部の外側に、押すと痛い場所があります。
手のひらを当て、3分ほどあたためます。

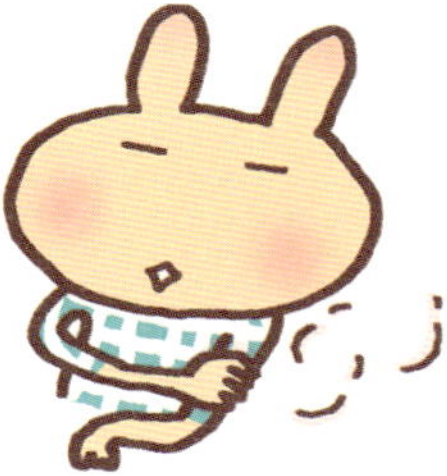

効能　骨髄が刺激されて
白血球が増産され、
皮膚の炎症の回復を助けます。
肩こりにも効きますよ。

なぜ？　上腕部の中の骨髄が
刺激されることで、
全身の骨髄が
連鎖的に活性されます。

二人ですれば効果倍増！

Menu #5

# 仙骨をあたためる

## 全身の皮膚の炎症に

手やホットパックで仙骨をあたためます。
自分でやりにくかったらパートナーに
あたためてもらうのもいいでしょう。

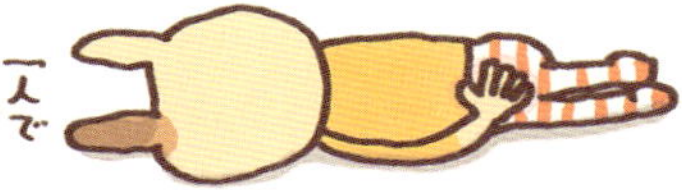
一人で

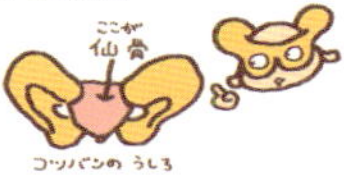
ここが
仙骨
コツバンの うしろ

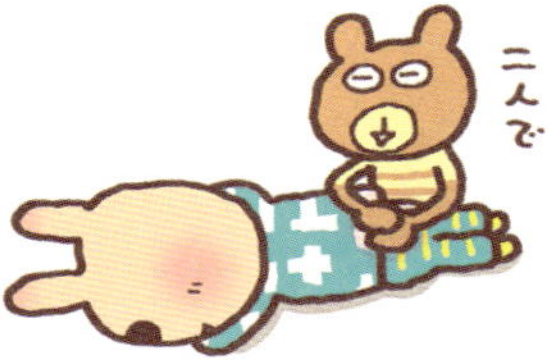
二人で

効能　エストロゲンの分泌をうながし、
子宮内壁や皮膚の
炎症を回復します。
生理痛にも効きますよ。

なぜ？　生理後のはがれた
子宮内壁を速攻で
修理するのが
エストロゲンの仕事です。
もちろんお肌の修理にも
最適です。

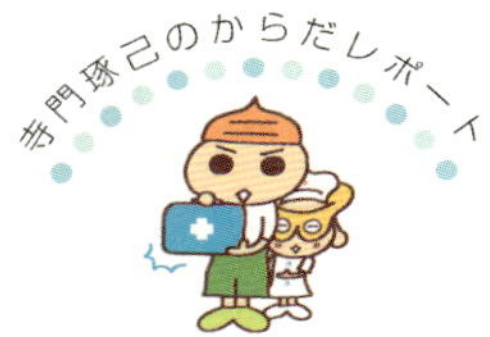


## からだのトラブルとこころの要求

からだなんて壊れちゃっていい。なぜって、その人らしい「こころの原型」があれば、からだは再生することができるからです。そういう意味で、アトピーなんかはからだがこころを守っている状態です。「アトピーでなんとかしのいでいる」っていう見方ができるのは、皮膚と脳が直結しているからです。寝る前に暗い気持ちになって考えだすと止まらなくなったりするけど、ある日ふっと、「たいしたことないや」って思えることもある。何もかもがすぐに解決できるわけじゃない。すぐにリセットできない自分もいたりします。例えば不機嫌になってからだがむくんでしまった時、原因がはっきりしていても、すべてをリセットできるほど現実は甘くないし、どこに問題の根本があるのかはわからないことが多い。人間は他人のせいにしがちだから、ほんとの原因にたどりつけない場合のほうが多いんです。そこで「こころ」が壊れないように「からだ」が防波堤になって壊れていく。「からだ」は「こころ」を一所懸命に守っています。だから、「こころ」が「からだ」に甘えていることにも気づいてあげてほしい。こころの要求が自分の中ではっきりと認識されれば、からだが壊れたとしても、それが脱皮のチャンスにもなりえます。あなたらしい「こころの原型」にあわせて、からだをリセットしてみましょう。

# 便秘
benpi

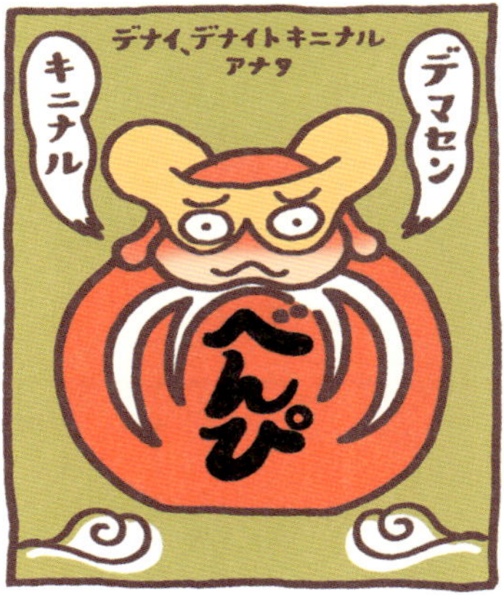
デナイ、デナイトキニナル
アナタ
デマセン
キニナル
べんぴ

気がついたら1週間出ていない……なんてアナタ。もっとうんこに着目してください。うんこは日々の暮らしの結果です。キレイになれるヒントもいっぱいつまっています。

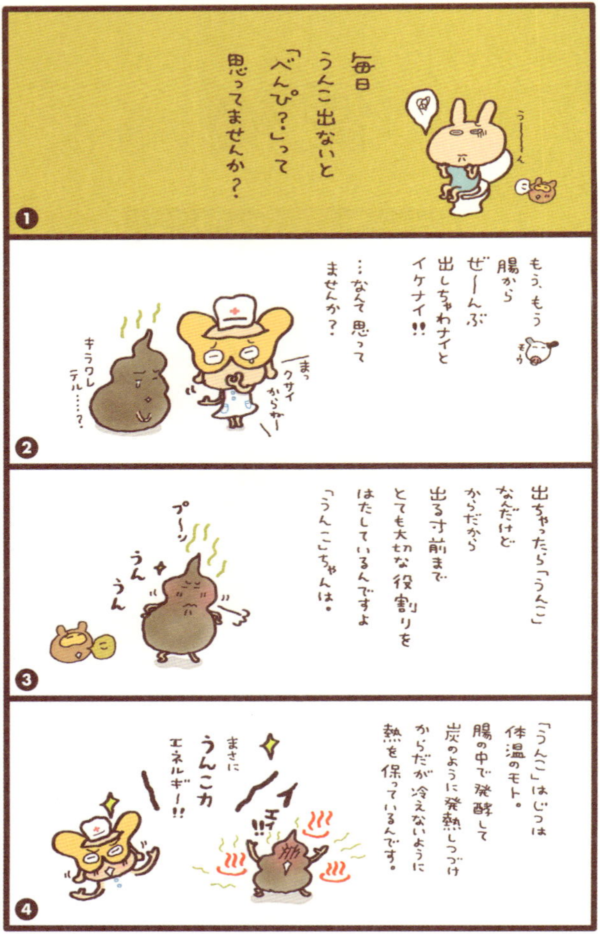
毎日
うんこ出ないと
「べんぴ?」って
思ってませんか?
うーーーん
もう、もう
腸から
ぜーんぶ
出しちゃわナイと
イケナイ!!
…なんて 思って
ませんか?
もう
まっ クサイ からねー
キラワレ テル…?
出ちゃったら「うんこ」
なんだけど
からだから
出る寸前まで
とても大切な役割を
はたしているんですよ
「うんこ」ちゃんは。
プ〜ッ
うん うん
「うんこ」はじつは
体温のモト。
腸の中で発酵して
炭のように発熱しつづけ
からだが冷えないように
熱を保っているんです。
エイ!!
まさに
うんこ力
エネルギー!!

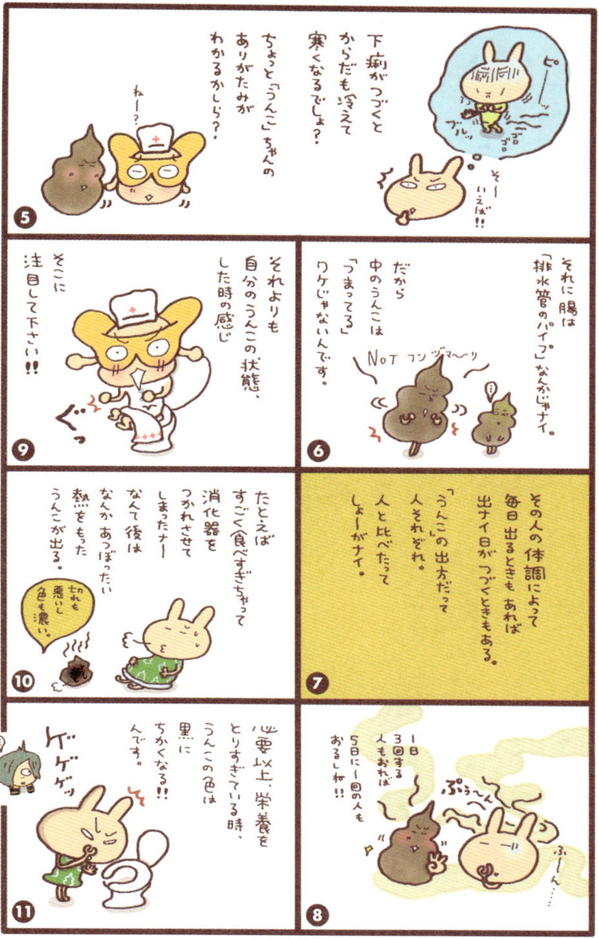
ピーッ
ブルッ
ゴロゴロ
そ〜いえば!!
下痢がつづくと
からだも冷えて
寒くなるでしょ?
ちょっと「うんこ」ちゃんの
ありがたみが
わかるかしら?
ねー?
それに腸は
「排水管のパイプ」なんかじゃナイ。
だから
中のうんこは
「つまってる」
ワケじゃないんです。
NOT フンヅマ〜リ
その人の体調によって
毎日出るときもあれば
出ナイ日がつづくときもある。
「うんこ」の出方だって
人それぞれ。
人と比べたって
しょーがナイ。
1日
3回する
人もおれば
5日に1回の人も
おるしね!!
ぷぅ〜ん
ふ〜ん……
それよりも
自分のうんこの状態、
した時の感じ
そこに
注目して下さい!!
ぐっ
たとえば
すごく食べすぎちゃって
消化器を
つかれさせて
しまったナー
なんて後は
なんかあつぼったい
熱をもった
うんこが出る。
切れも
悪いし
色も濃い。
必要以上、栄養を
とりすぎている時、
うんこの色は
黒に
ちかくなる!!
んです。
ゲゲゲッ

## あなたのうんこ どんなカンジ？

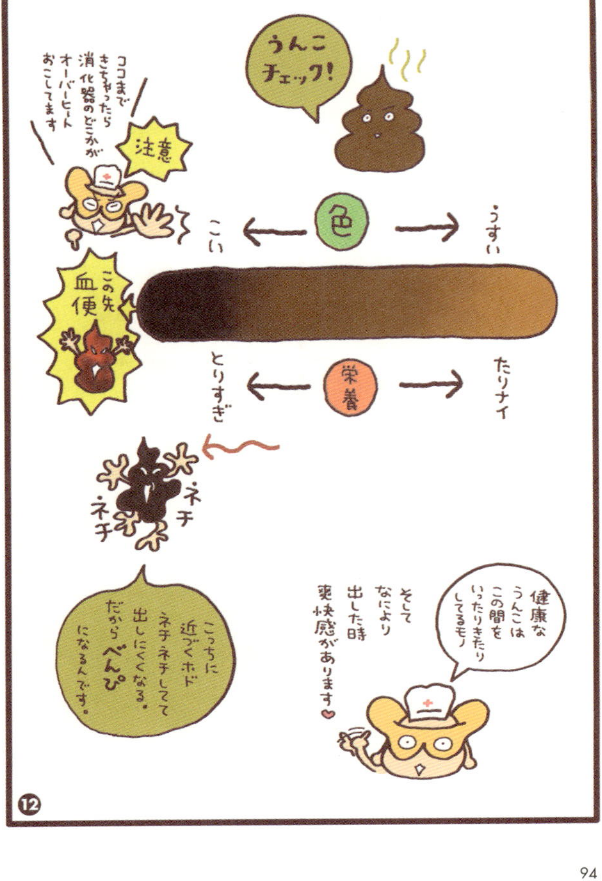

うんこチェック！
色
うすい
こい
ココまできちゃったら消化器のどこかがオーバーヒートおこしてます
注意
この先血便
栄養
たりナイ
とりすぎ
ネチネチ
こっちに近づくホドネチネチしてて出しにくくなる。だからべんぴになるんです。
健康なうんこはこの間をいったりきたりしてるモノ
そしてなにより出した時爽快感があります♥
⑫

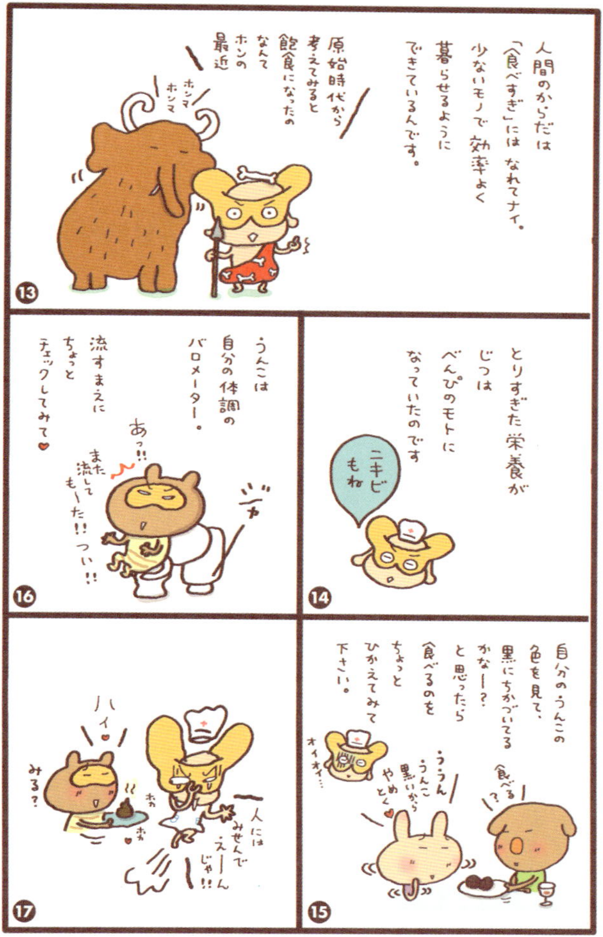

人間のからだは「食べすぎ」には なれてナイ。
少ないモノで効率よく暮らせるようにできているんです。
原始時代から考えてみると飽食になったのなんてホンの最近
ホンマホンマ
とりすぎた栄養がじつはべんぴのモトになっていたのです
ニキビもね
自分の・うんこの色を見て、黒にちかづいてるかなー？と思ったら食べるのをちょっとひかえてみて下さい。
食べる？
う・うん うんこ黒いからやめとく♥
オイオイ…
うんこは自分の体調のバロメーター。
流すまえにちょっとチェックしてみて♥
あっ!! また流してもーた!! つい!!
ジャー
ハイ♥
みる？
ホカホカ
人にはみせんでえーんじゃ!!

# 便秘にお悩みの
# アナタのためのメニュー

すっきり、爽快感を味わうために

Menu #1

## 足の親指マッサージ＆足ぶんぶん体操

便秘に効果抜群

風呂あがりにするとより効果的です！
ホホバオイルで
マッサージするのもGOOD！

1

足をまっすぐに
伸ばして座り、
足先を自然に開く。

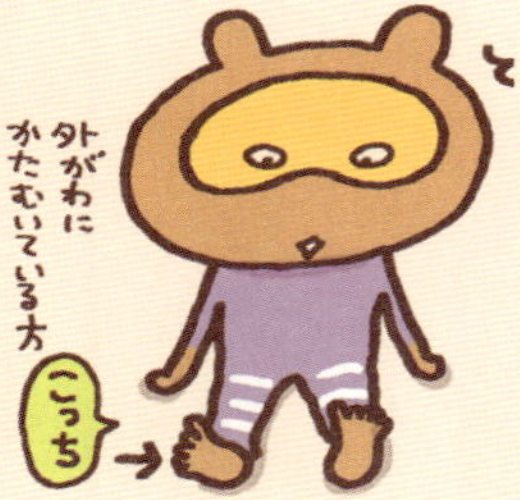
外がわにかたむいている方
こっち

## 2

より開いている方の足の
親指全体を包むように
やさしくマッサージする。

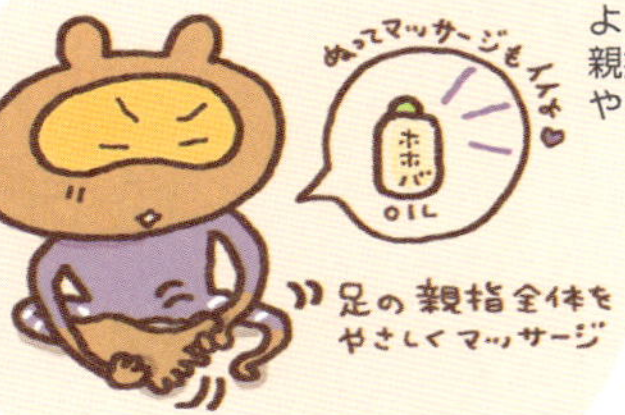
ぬってマッサージもイイよ♥
ホホバ OIL
足の親指全体をやさしくマッサージ

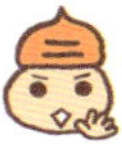
ウンコふんじゃった時の
あわてた気持ちでぶんぶん！

## 3

立ち上がって、
マッサージした方の足首を
思い切り30回くらい
ぶんぶんふります。

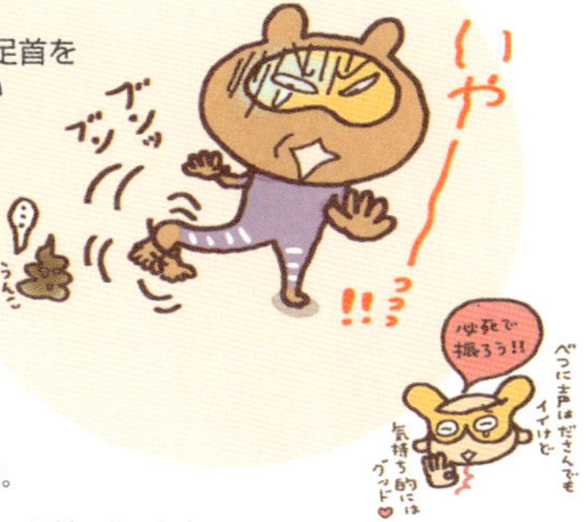
ブンッ
ブンッ
うんこ
いやーーっっっ!!
必死で振ろう!!
べつに声はださんでもイイけど
気持ち的にはグッド♥

効能 翌朝はスッキリ快便です。

なぜ？ 右足は肝臓、左足は胃につながっています。
親指の緊張をとって、胃や肝臓の疲れをいやします。
便秘は、このどちらかの疲労が原因になっていることが多いのです。

# 便秘にお悩みの アナタのためのメニュー

Menu #2

## セックスで便秘解消

実は便秘に効果あり

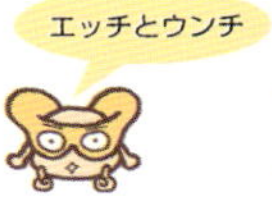


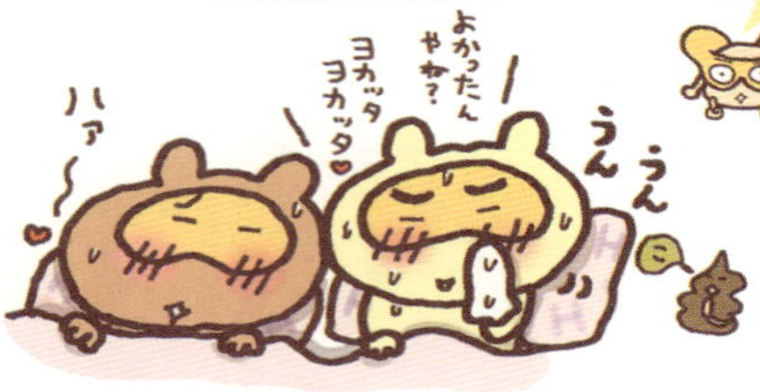


効能　腸や肛門周辺の括約筋が動きだし、鈍っていた便意が戻ってきます。

なぜ？　骨盤が緊張していると便意はおこりません。
セックスでその緊張がゆるみます。
さらにエクスタシー時の筋肉の収縮は下腹部や括約筋を刺激し、
便意につながるのです。

Menu #3

## セックスできない人は足湯

腰痛、頭痛、足のむくみにも

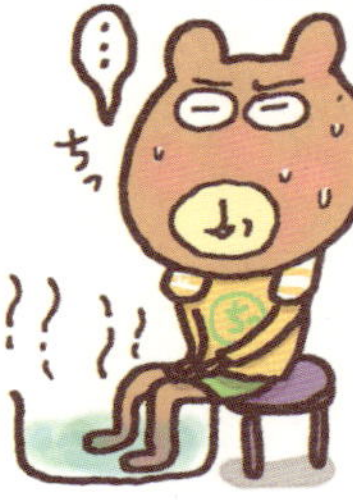


バケツなどに45～47度のお湯をはり、
くるぶしくらいまでお湯につけます。
足先が赤くじんじんしてきたら終了。

効能　骨盤の緊張がやわらぎ、
便意が戻ってきます。

なぜ？　足首は利尿や便意をうながす
ポイントでもあります。

## オクラ・納豆など ネバネバもの

消化促進。腸内活性

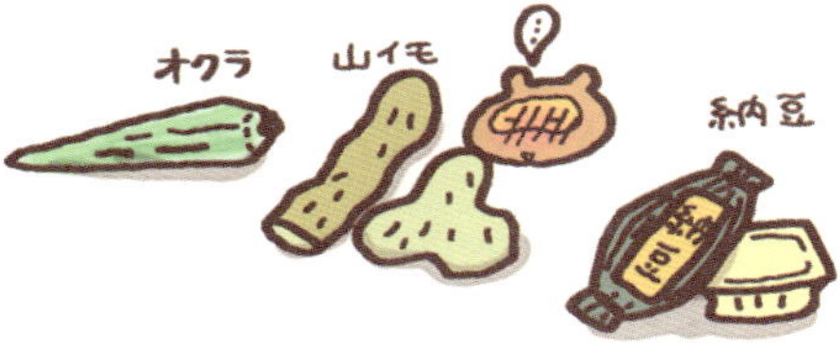


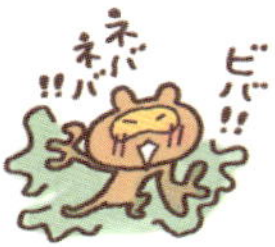


効能 消化器を浄化します。

なぜ？ 小腸の働きを活発にする潤滑剤として、
また大腸内では発酵を善玉主体で活性します。

## いちご

ビタミンCで腸内活性

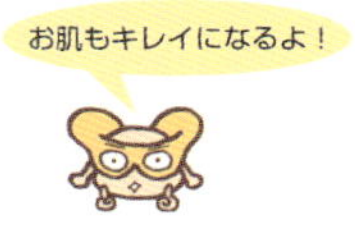


効能 基礎代謝がよくなり、
腸壁もきれいになります。

なぜ？ 大腸内での発酵を
善玉主体で活性し、
腸内細菌の環境が
よくなります。

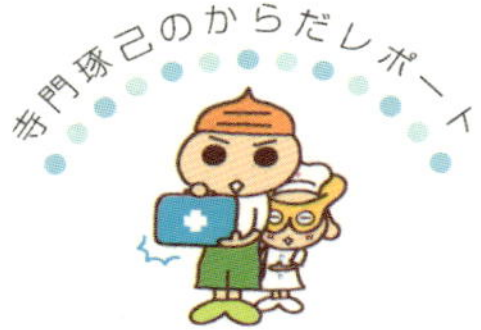


## いつでもどこでも!?

インドやベトナムを旅していると、人が道ばたでうんこをしているのを見かけます。しかも昼間から。それを社会が許容している。実際にするかしないかはともかくとして、その規制のゆるさ、自由さがあるから、インドやベトナムの女性はきれいなのかもしれません。要求に逆らわずに、いつでもどこでも、というのが人間の本来の姿なんだと思います。毎日同じコンディションじゃないから、毎日同じ時間に同じ状態のうんこをしようなんて思っても、うまくいくわけがありません。どうしてもうんこすることが恥ずかしいと思っていたり、緊張感みたいなものがあって、それが日本人の多くの便秘症のもとになっています。小学生なんかでもけっこう緊張しています。学校でうんこしちゃいけないと思っている。いじめまでいかなくても、からかわれたりすることがありますよね。特に男の子の場合、個室に入ること＝うんこと思われてしまうからつらい。こっそりすることもできない。大人になるとそこまでの緊張感はないけど、毎朝うんこタイムを決めて、出かける前にすまそうとするのは、家から出たらなかなかチャンスがないと思いこんでいるからです。そう思う前に、自分のテリトリーに「お気に入りのうんこスポット」をあらかじめみつけておく。そうするとからだのリラックスタイムにうんこが「まいどー」といってやってきます。そして、量、色、大きさ、質等をしっかり観察・記憶して、でかいときは、みんなに自慢してみましょう。

# 生理痛

seiritsu

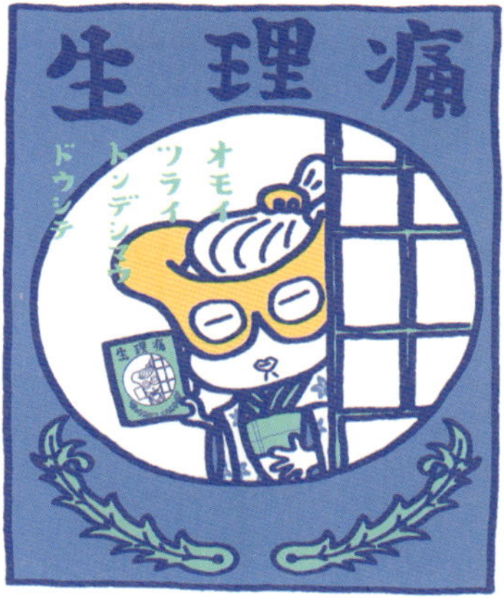


生理は月に一度のからだの大そうじ。キレイになれるチャンスです。ふだんの食生活を見直すことで、生理痛もラクになっていきますよ。

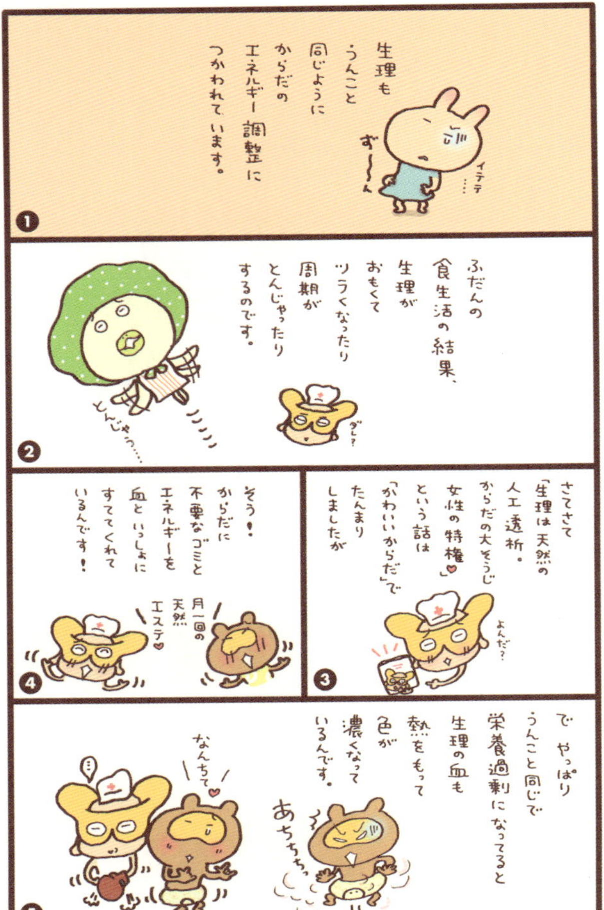
生理も
・うんこと
同じように
からだの
エ・ネルギー調整に
つかわれています。
ずーーん
イテテ…
ふだんの
食生活の結果、
生理が
おもくて
ツラくなったり
周期が
とんじゃったり
するのです。
とんじゃっ……
ダレ?
さてさて
「生理は天然の
人工透析。
からだの大そうじ
女性の特権♡」
という話は
「かわいいからだ」で
たんまり
しましたが
よんだ?
そう!
からだに
不要なゴミと
エ・ネルギーを
血といっしょに
すててくれて
いるんです!
月一回の
天然
エステ♡
で やっぱり
うんこと同じで
栄養過剰になってると
生理の血も
熱をもって
色が
濃くなって
いるんです。
あちちちっ
なんちて♡
…

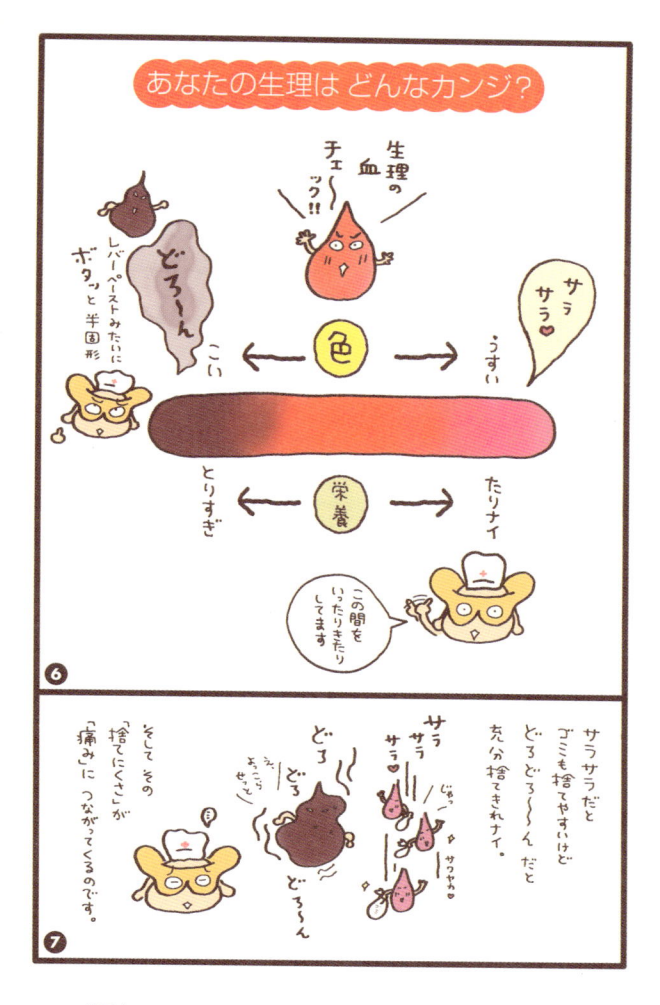

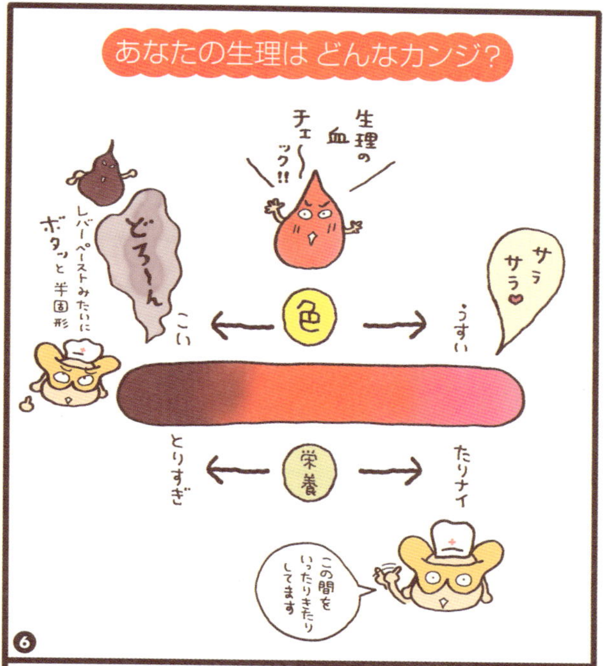
あなたの生理は どんなカンジ?
生理の血チェ〜ック!!
どろ〜ん
レバーペーストみたいに
ボタッと半固形
サラサラ♥
色
こい
うすい
栄養
とりすぎ
たりナイ
この間をいったりきたりしてます
6

サラサラだと
ゴミも捨てやすいけど
どろどろ〜〜ん だと
充分捨てきれナイ。
サラサラサラ♥
じゃっ
サワヤカ♥
どろどろ
えっこらせっと
どろ〜ん
そして その
「捨てにくさ」が
「痛み」に つながってくるのです。
7

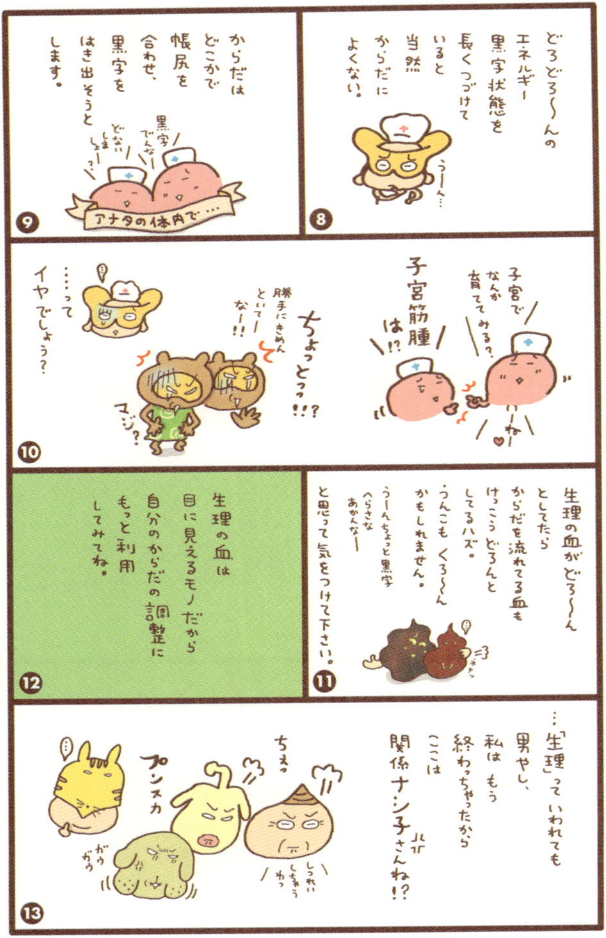
どろどろ〜んのエネルギー黒字状態を長くつづけていると当然からだによくない。
うーん…
からだはどこかで帳尻を合わせ、黒字をはき出そうとします。
黒字でんなー
どないしましょー？
アナタの体内で…
子宮でなんか育ててみる？
子宮筋腫は!?
いーね！
ちょっとっ!!?
勝手にきめんといてーなー!!
マジ？
……ってイヤでしょう？
生理の血がどろ〜んとしてたらからだを流れてる血もけっこうどろんとしてるハズ。
うんこも くろ〜んかもしれません。
うーんちょっと黒字へらさなあかんなー
と思って気をつけて下さい。
生理の血は目に見えるモノだから自分のからだの調整にもっと利用してみてね。
…「生理」っていわれても男やし、私はもう終わっちゃったからここは関係ナシ子さんね!?
ちえっ
プンスカ
しつれいしちゃうわっ
ガウガウ

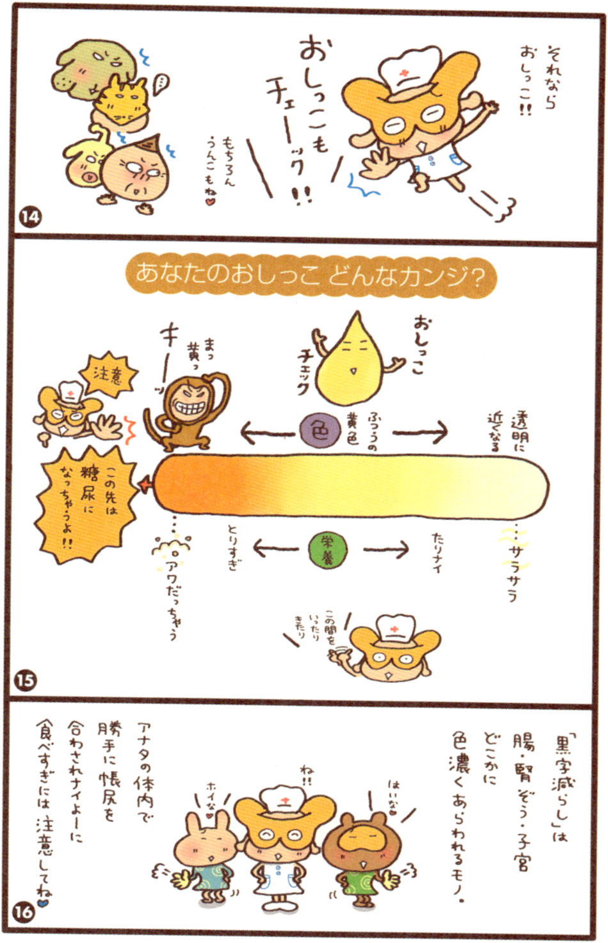

それならおしっこ!!
おしっこもチェーック!!
もちろんうんこもね♥
あなたのおしっこ どんなカンジ?
おしっこチェック
まっ黄っキーッ
注意
この先は糖尿になっちゃうよ!!
色
ふつうの黄色
透明に近くなる
栄養
とりすぎ
たりナイ
アワだっちゃう
サラサラ
この間をいったりきたり
「黒字減らし」は腸・腎ぞう・子宮どこかに色濃くあらわれるモノ。
ホイな
ね!!
はいな
アナタの体内で勝手に帳尻を合わされナイよーに食べすぎには注意してね♥

# 生理痛で憂鬱な
# アナタのためのメニュー

生理を味方につけてキレイになろう

Menu #1

## 五菜スープを飲みましょう

冷え・むくみ・肌あれ・便秘・生理痛
すべてに効果アリ！の、万能スープ

## 作り方

1 ベースのスープを作る。
かつおだしでも
とりガラスープでもお好みで。

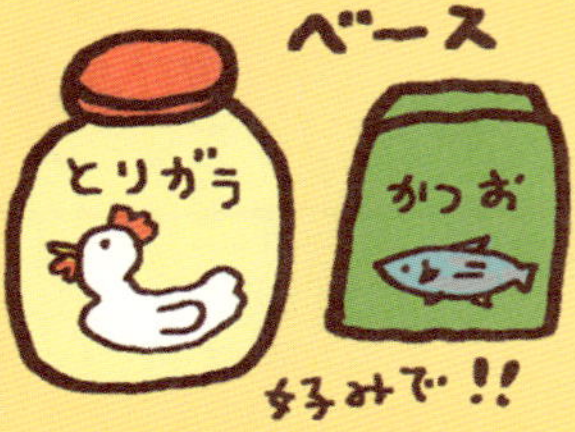

2 長ネギ・ニラ・しょうが・ニンニク・
エシャロットをみじん切り。
分量の目安はそれぞれおそばの薬味程度。

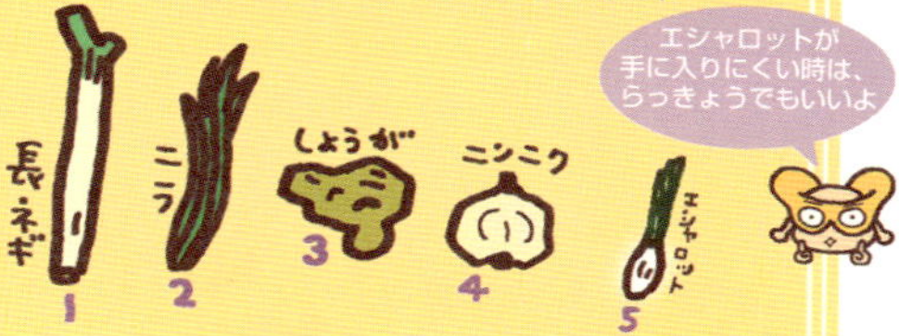
エシャロットが
手に入りにくい時は、
らっきょうでもいいよ
長ネギ 1
ニラ 2
しょうが 3
ニンニク 4
エシャロット 5

3 よくわかしたスープに2を入れ、
ひと煮立ちしたらすぐ火を止める。

湯気と
香りを味わう
のも大切♡
サイゴに
サッと
加えて!!

効能 からだが芯からあたたまり、汗が出ます。
ポイントは五菜を入れてすぐに飲むこと。その湯気・香りも大切です。
お豆腐・ワカメなどをお好みでプラスしてもいいですね。

なぜ? この5つの薬味には内臓の機能のバランスを整える効果があります。
五菜スープを飲むことで内臓が活発に動き始め、
全身の血の巡りがよくなります。
冷えた下腹部があたたまり、痛みがやわらぎます。

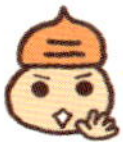

ほんのり甘みが感じられればOK。
それぞれの個性的な匂いが消えていることに気づきますね。

## 生理痛で憂鬱な
## アナタのためのメニュー

Menu #2

# グレープフルーツ

**冷え・むくみ・便秘・生理痛のお助けフルーツ**

フレッシュなグレープフルーツは生理痛にも効きますよ。
お砂糖は加えないでね。

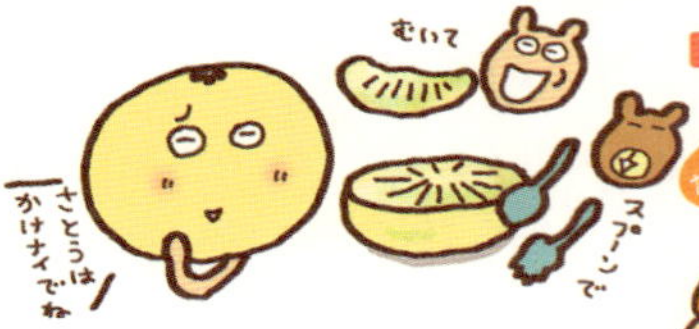
むいて
さとうはかけナイでね
スプーンで

効能　老廃物を捨てやすくします。血もさらさらになるので、生理が軽く感じるはず。

なぜ？　血がさらさらしているほど血管を圧迫しなくてすむので、痛みも少なくなるのです。

生理日1週間前から毎日1個レッツトライ！

Menu #3

# ひざ立て＆両手を骨盤に当てる

**生理痛、腰の冷え、腰痛などに**

あおむけに寝てかかとを肩幅に開き、
脚を楽な角度に立てて左右のひざをつけます。
ひざの重さが骨盤に乗ってくる感じに。
手のひらで腰を受け止めます。

ひざはつける
かたハバくらいひらく
手はコツバンに

効能　骨盤内の血流がよくなり、腰があたたまります。

なぜ？　骨盤は屋根瓦を重ねたような構造になっています。軽く浮かせてあげるだけで、骨盤全体がゆるみます。

足がホカホカしてくるよ

Menu #4

# ひざ抱き

生理痛、足がだるい、
喉がつまって声が出ない時などに

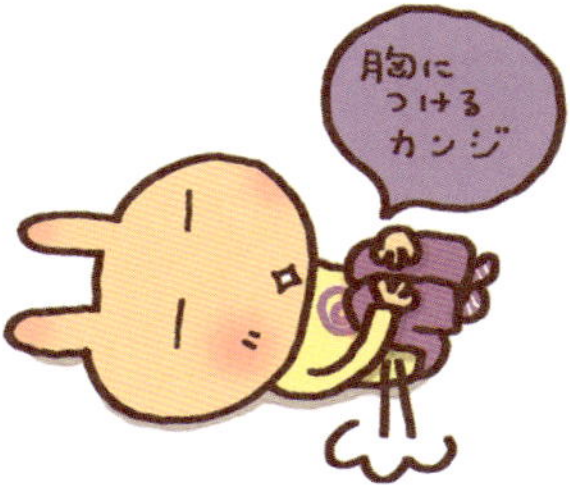
胸に
つける
カンジ

あおむけに寝て、両ひざを
胸につける感じに抱えます。

効能　始まりにくい生理を
誘導します。

なぜ？　骨盤を形成する
3つの関節のうち、
生理直前には恥骨結合が
固くなっています。
これをゆるめることで、
生理が円滑に始まります。

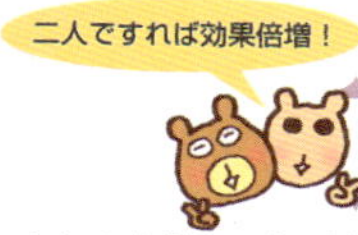
二人ですれば効果倍増！

Menu #5

# 内ももをさする

ももの内側の、少し縮んでいるところをあたたかくなるまでさすります。
ホットパックを当てるのもいいです。

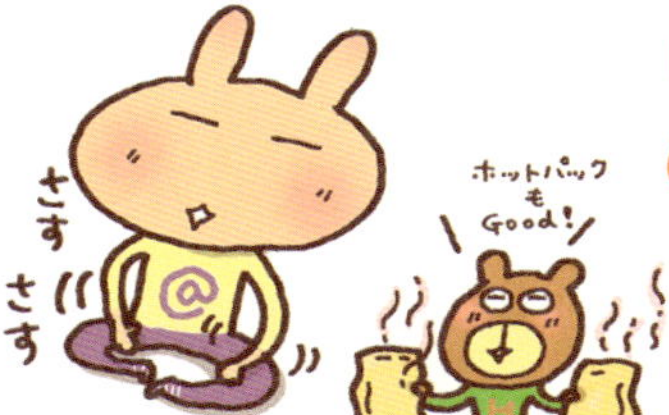
さす
さす
ホットパック
も
Good!

効能　子宮自体の血流が
よくなります。

なぜ？　内ももの中央部には
子宮の血液循環を
活性するポイントがあり、
固くなっているときは
子宮の血流が悪いはず。
あたためてゆるめることで
血流をよくし、
痛みをやわらげます。

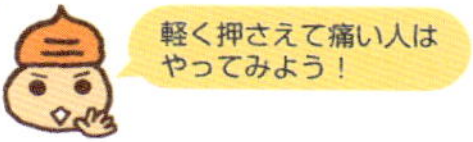
軽く押さえて痛い人は
やってみよう！

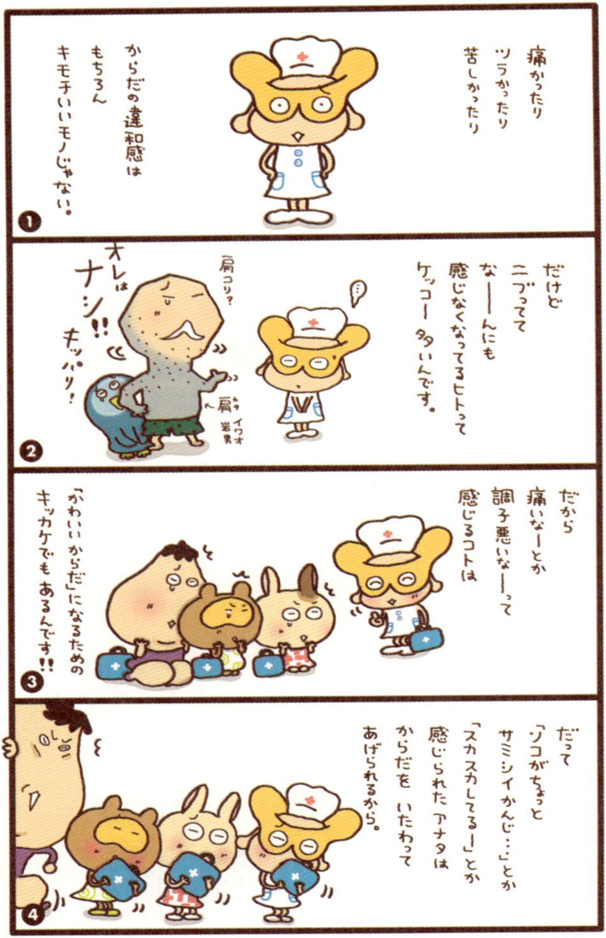

痛かったり
ツラかったり
苦しかったり
からだの違和感は
もちろん
キモチいいモノじゃない。
だけど
ニブってて
な――んにも
感じなくなってるヒトって
ケッコー多いんです。
…
肩コリ?
肩《カタ》
岩男《イワオ》
オレは ナシ!!
キッパリ!
だから
痛いなーとか
調子悪いな――って
感じるコトは
「かわいいからだ」になるための
キッカケでもあるんです!!
だって
「ソコがちょっと
サミシイかんじ…」とか
「スカスカしてる―」とか
感じられたアナタは
からだを いたわって
あげられるから。

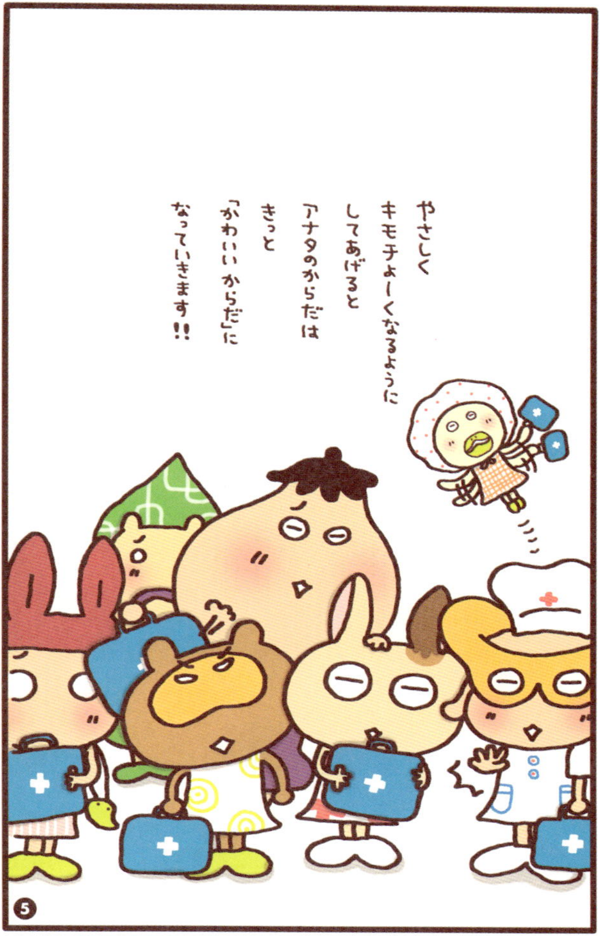
やさしく
キモチよーくなるように
してあげると
アナタのからだは
きっと
「かわいい からだ」に
なっていきます!!
5

私のからだがとってもつらい時、薬局は閉まっている。

外出できない。誰もそばにいない。

チョーサビシイ!!

このまま死んじゃう!!

こんなこと、ありませんか？

そんなちょっと大げさなアナタのために、

この『かわいいからだの救急箱』をつくりました。

開けてびっくり、あなたのからだの中にある救急箱には、

こんなにもたくさんの特効薬が内蔵されていたのです！

え？　じゃあ、見せてみてよ！

そんなあなたの声が聞こえてきそうです。
でも、そんなに簡単には見つかりませんね。
そこで、からだの奥にしまわれた
救急箱を開ける秘密の鍵の見つけ方を、
そっとコツバンちゃんに聞いてみましょう。
でも、救急箱を開けられるのは、結局はあなた自身です。
さあもう一度読んで、ピンチの時に備えましょう。
Let's Try Again!!

二〇〇一年四月　寺門琢己

## 寺門琢己 Takumi Terakado

1964年生まれ。Z-MON（ゼモン）治療院主宰。
東洋鍼灸専門学校在学中から整体の活動をはじめ、卒業後、国家資格取得。
東京・代々木の治療院にて日々たくさんのからだに接している。
休日はサーフィン、ゴルフ、フットサル。
著書に『骨盤教室』『愛とからだとこころとしっぽ』（幻冬舎）、
『かわいいからだ』『かわいいこころ』（幻冬舎文庫）、
『整体生活和の暦』（白泉社）、
『1行きれい塾』『プチ内観こころ塾』（三笠書房）、
『かわいいおんなの創り方』（ぴあ）他。

●からだの中からキレイになりたい女の子のためのサイト
『ガールズウェイヴ』
(http://www.girlswave.com/)
●寺門琢己のブログ
『だから！カラダ！げんき！』
(http://terakadotakumi.cocolog-nifty.com/)


ひとは誰でも、必ずからだを持っています。
でも、自分のからだは身近すぎて意外によくわからない。
発熱や下痢、腰痛など、トラブルだと思っているからだの症状は、
実はからだ自身がすごしやすくするための、
オートマチックなメンテナンスだったりするのです。
からだは、誰もがもっているテーマパーク＝〈からだワンダーランド〉です。
ガイドブックは『かわいいからだ』と『かわいいからだの救急箱』。
からだのトラブルは、〈からだワンダーランド〉へのちょうどいい入り口です。
コツバンちゃんのガイドにしたがって、
あなたの〈からだワンダーランド〉をもっともっと楽しんでください。


コミック&イラストレーション
## ふじわらかずえ Kazue Fujiwara

コミックイラストレーター。関西出身。
2年に1回は引越してしまう引越道楽。最近は（動物柄の）着物道楽も。
2人と2匹（イタチ）で東京在住。
著書に『へんなものすき子さん〜おもしろかわいい昭和の雑貨手帖〜』（祥伝社）
『かっぱちゃんのぶらぶらプチ道楽』（ワニブックス）がある。
H.P「かわいいへんてこさん」 http://sowzow.com/kappachan/


Book Design ／谷口純平想像力工房 http://sowzow.com/design/

この作品は二〇〇一年六月メディアファクトリーより刊行されたものです。

# 寺門琢己の本

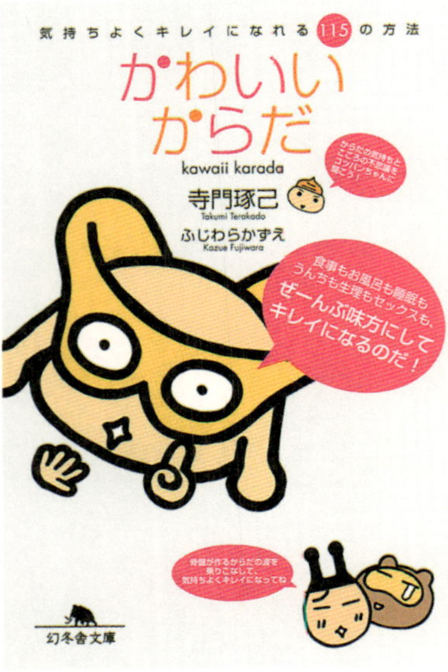


**かわいいからだ**

幻冬舎文庫

ISBN4-344-40643-5

560円（本体価格 533 円）

生理痛、不眠、口臭、むくみ、便秘と下痢、肥満などなどのからだの悩み。実は、骨盤の開閉運動と密接に関係しています。コツバンちゃんと一緒に、気持ちよくキレイになろう！

# 寺門琢己の本

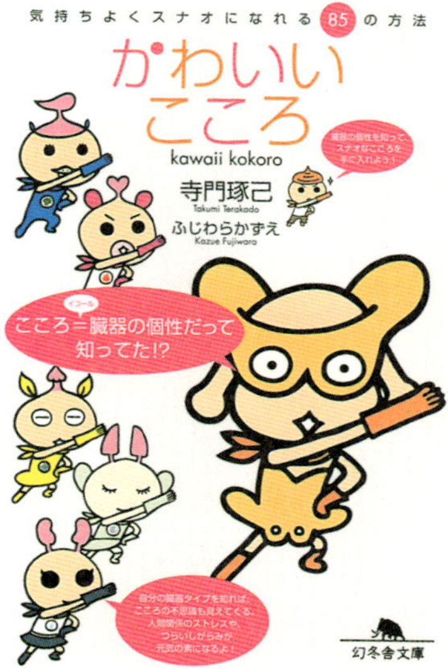

気持ちよくスナオになれる85の方法
かわいいこころ
kawaii kokoro
臓器の個性を知って、スナオなこころを手に入れよう！
寺門琢己
Takumi Terakado
ふじわらかずえ
Kazue Fujiwara
こころ＝《イコール》臓器の個性だって知ってた!?
自分の臓器タイプを知れば、こころの不思議も見えてくる。人間関係のストレスや、つらいしがらみが元気の素になるよ！
幻冬舎文庫


**かわいいこころ**
幻冬舎文庫
ISBN4-344-40687-7
520円（本体価格 495 円）

イライラ、くよくよ……どうにもコントロール不能になる「自分パターン」を決定づけている５つの臓器タイプを知れば、こころともっと上手につきあえます。人間関係の悩みにも効きます！

# 寺門琢己の本

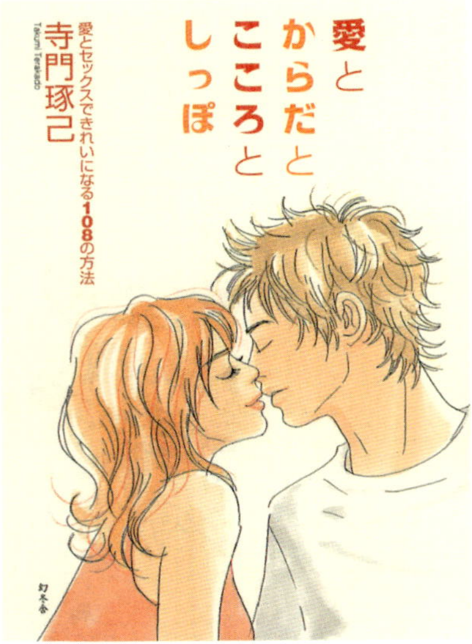


## 愛とからだとこころとしっぽ

B6判並製
ISBN4-344-00401-9
1365円（本体価格 1300 円）

きらきら輝く魅力的な人は「しっぽ」が立っていた！ 仕事も恋愛もしっぽが肝心。人をいきいきと活性化させる「セクシーエネルギー（脳脊髄液）」と「しっぽ（尾骨）」の神秘的なしくみを解き明かした、寺門からだ理論の決定版！

# かわいいからだの救急箱《きゅうきゅうばこ》

寺門琢己《てらかどたくみ》

平成17年10月15日　初版発行

発行者——見城徹
発行所——株式会社幻冬舎
〒151-0051東京都渋谷区千駄ヶ谷4-9-7
電話　03(5411)6222(営業)
03(5411)6211(編集)
振替00120-8-767643
印刷・製本—図書印刷株式会社
装丁者——高橋雅之

万一、落丁乱丁のある場合は送料当社負担でお取替致します。小社宛にお送り下さい。
定価はカバーに表示してあります。



幻冬舎文庫

ISBN4-344-40708-3　C0176

て-2-3